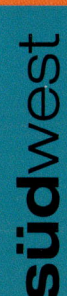

Nina Winkler

POWERTRAINING
FÜR BAUCH &
BECKENBODEN

15-30-60-Minuten-Training

Inhalt

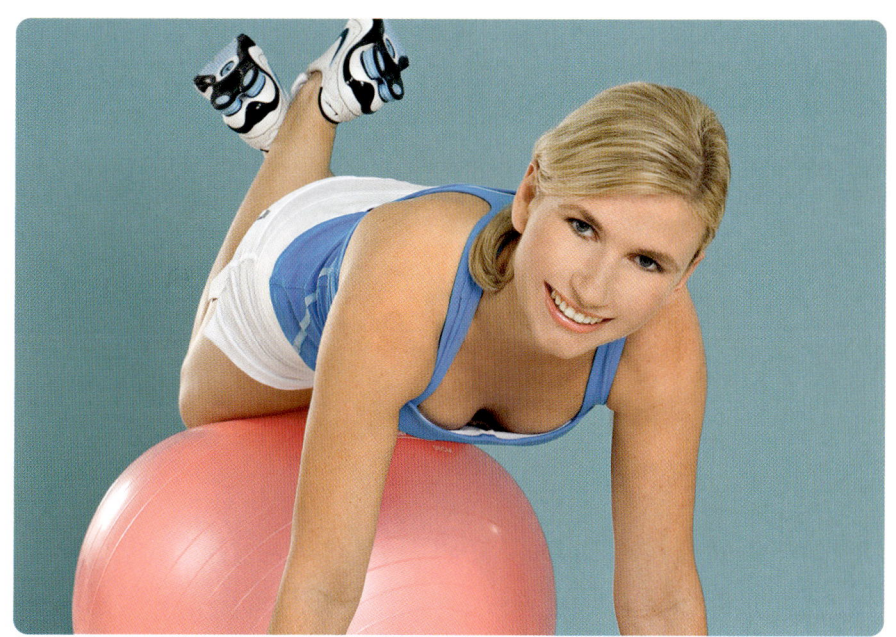

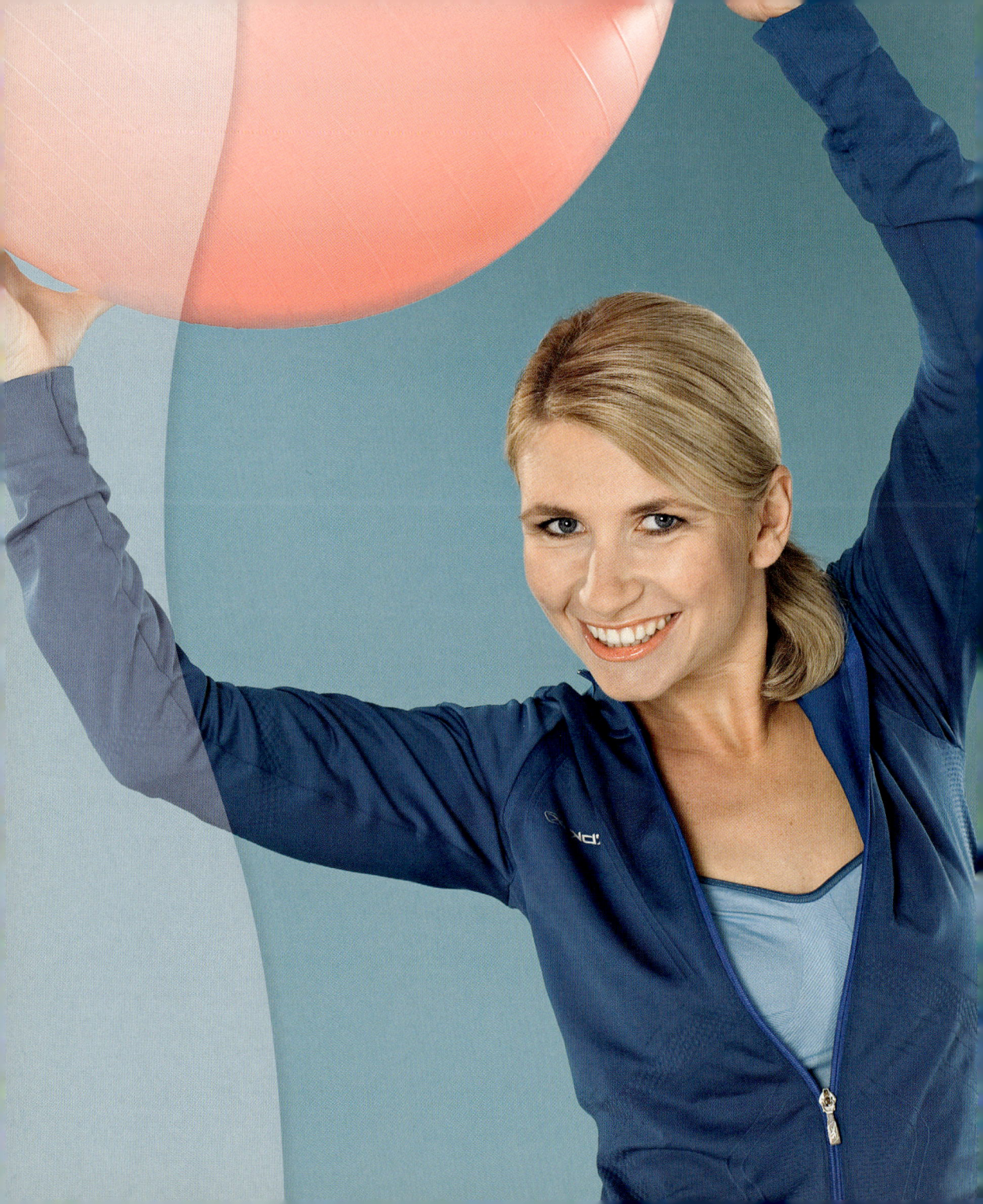

Fit in time
Power-Training für Bauch & Beckenboden

Ein Wort zuvor

Einen flachen, schön definierten Bauch und eine straffe Körpermitte: welche Frau wünscht sich das nicht? Damit die Bauchmuskeln eine schöne Silhouette zeichnen, brauchen sie eine stabile, kraftvolle Basis – diese bilden ein trainierter Beckenboden und die quer verlaufende Bauchmuskulatur.

Sie zweifeln? Haben Sie vielleicht schon eine Zeitlang intensiv trainiert, und dennoch ist da ein kleiner Kugelbauch, der einfach nicht verschwinden will? Mein Vorschlag: Versuchen Sie es mit diesem Trainingsprogramm und schreiben Sie mir in ein paar Monaten, was passiert ist. Ich bin sicher, dass dieses Training jeden Bauch in eine straffe, schlanke Mitte verwandeln kann. Denn mit diesem Programm fordern Sie gezielt die innersten Muskelschichten und vor allem auch die Rückenmuskeln, die mit der Muskulatur in Bauch und Beckenboden zusammenarbeiten.

Zwei Benefits gibt's zum Training übrigens gratis dazu: Mehr Spaß in der Liebe und ein sicheres, gutes Körpergefühl. Wie viel Zeit Sie dafür investieren können, spielt bei einem gut aufgebauten Training keine Rolle, denn auch mit mehreren kurzen Trainingseinheiten pro Woche können Sie Ihren einmal erreichten Trainingszustand ganz easy halten. Ob 15, 30 oder 60 Minuten – es richtet sich nach Ihrem Zeitbudget, wie lange Sie trainieren! Und Ihr sportliches Engagement wird noch wirkungsvoller, wenn Sie beim Training einen ganz speziellen Zauberstab einsetzen, den Flexi-Bar.

Viel Spaß beim Üben wünscht Ihnen

Ihre

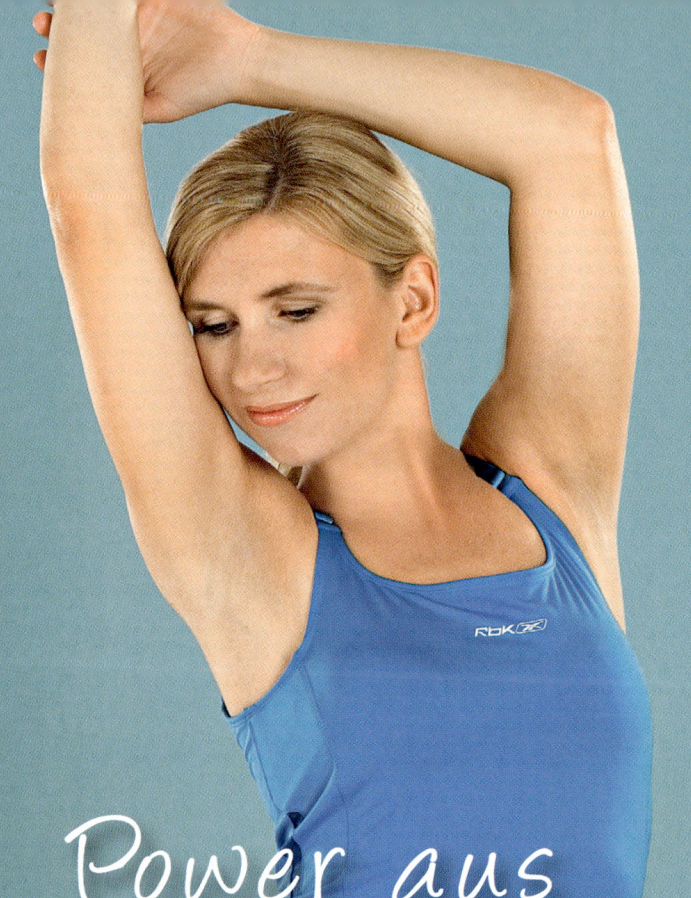

Power aus der Mitte

JUST IN TIME

Eine straffe, flache Mitte und ein trainierter, kräftiger Beckenboden sind die Grundlage für eine gute Haltung und eine schöne, gut proportionierte Figur. Das Erfolgsgeheimnis: die Muskulatur des Beckenbodens gezielt trainieren. Erfahren Sie, welche Rolle der Beckenboden in unserem Körper spielt und wie Sie seine kraftvolle Wirkung richtig nutzen können.

Power-Basis
mit Sexappeal

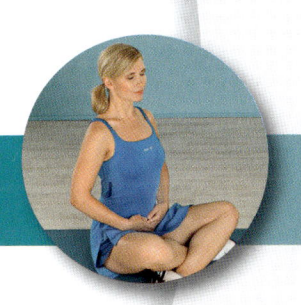

Der Beckenboden trägt alle Organe — ein schwacher Beckenboden ist daher oft eine Ursache für Schmerzen im Rücken oder Probleme mit der Blase. Doch nicht nur der gesundheitliche Aspekt ist immens: Ein trainierter Beckenboden sorgt auch für mehr Spaß beim Sex! Lesen Sie, wie Sie diese wichtige Muskelplatte optimal nutzen können.

Der perfekte Lifestyle
für Bauch & Beckenboden

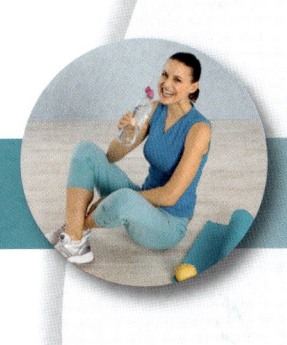

Was können Sie im Alltag für Bauch und Beckenboden tun? Dafür gehören Aktivität, Entspannung und Ernährung untrennbar zusammen. Wie Sie alles in Einklang bringen und dadurch auch den Bauch flacher zaubern, lesen Sie hier.

Power-Basis
mit Sexappeal

Eine straffe, knackige Mitte sieht gut aus – aber sie bedeutet weit mehr als das: Wenn Ihr Bauch flach und muskulös ist, haben Sie wahrscheinlich auch keine Rückenbeschwerden im Bereich der Lendenwirbel.

Ein weiteres Indiz für ein perfektes Zusammenspiel des Muskelteams in der Körpermitte: eine gute Haltung. Denn der Beckenbereich ist der Dreh- und Angelpunkt für die aufrechte Haltung. Stimmt die Beckenposition, kann sich die Wirbelsäule ideal aufrichten – und auch das Bauchtraining wird so noch effektiver.

Neben diesem »Körperwissen« gibt es zwei weitere Voraussetzungen für ein effektives Training: Zum einen ist es wichtig, dass verschiedene Sportarten sinnvoll miteinander verbunden werden – also beispielsweise eine ausgewogene Balance zwischen Muskeltraining und Ausdauersport. Zum anderen braucht Ihr Körper die regelmäßige Bewegung im Alltag, ausreichend Entspannungsphasen und eine vollwertige, gesunde Ernährung – kurz: einen ausgewogenen, gesunden Lifestyle (siehe ab Seite 19).

Leider sieht der Alltag für die meisten Menschen heute anders aus: Der Kopf ist voll, Termine und permanenter Zeitdruck überschatten den Tag, und sowohl Sport als auch Entspannung finden viel zu selten statt. Wenn Sie doch ab und an aufmerksam in sich hineinhören, spüren Sie die Auswirkungen dieses Lebens: Ob Schmerzen im Rücken, Verspannungen, Bandscheibenprobleme oder Gelenkbeschwerden – alle diese Anzeichen sind Folgen eines Alltags, der einfach unserer biologischen Bestimmung nicht entspricht. Unser Körper ist dafür gemacht, sich zu bewegen – und nicht dafür, die meiste Zeit regungslos am Schreibtisch zu sitzen, statt zu laufen. Wir sind nicht dafür geboren, permanent psychisch gestresst statt physisch herausgefordert zu werden. Kein Wunder also, dass man den meisten Menschen heute auch äußerlich ansieht, dass sie nicht körpergerecht leben. Aber das ist zu ändern!

Der Beckenboden – ein zauberhaftes Kraftzentrum

Oft höre ich in meinen Kursen belustigtes Kichern, wenn der Beckenboden beim Workout an der Reihe ist. Viele Frauen denken an Inkontinenz oder Rückbildung nach einer Schwangerschaft. Dass es genau diese Muskelschicht im Körper ist, die den Rücken aufrichten hilft, für einen tollen Bauch und eine prima Haltung sorgt, gleichzeitig das Sexleben intensiver und lustvoller werden lässt, ist weitgehend unbekannt.

Ist der Beckenboden stark und gesund, wird der Orgasmus intensiver, Sie erleben ungeahnte Höhepunkte – denn die neue Kraft aus dem Unterleib beschert Ihnen und Ihrem Partner ein wahres Feuerwerk der Empfindungen.

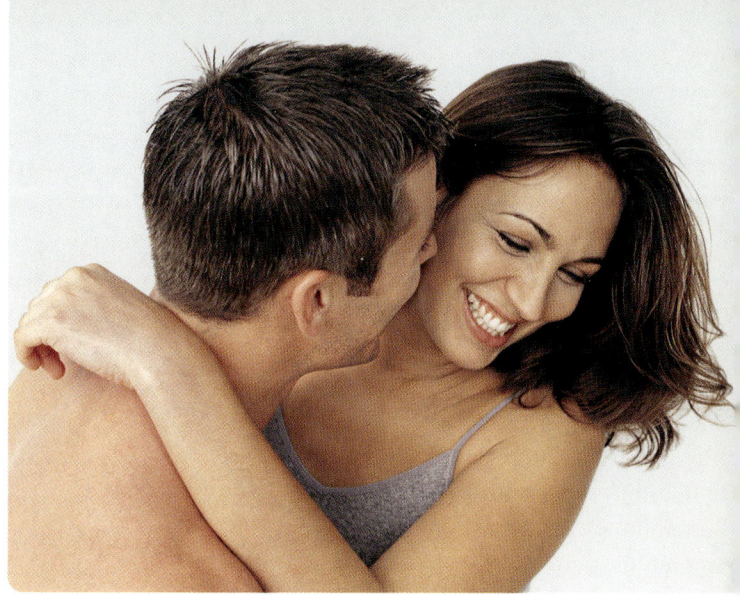

Lustspender & vitale Lebensquelle

Vor allem für Frauen ist es wichtig, dass die dreiteilige Muskelplatte im Becken voll funktionsfähig ist. Die Übungen, mit denen der Beckenboden trainiert werden kann, sind vielseitig – und oft nicht als solche erkennbar: Wissen doch viele Frauen nicht, dass der Beckenboden aus verschiedenen Bereichen besteht, die mit unterschiedlichen Übungen angesprochen und dabei sowohl gestärkt als auch entspannt werden können.

Erste Assoziation, wenn es um das Training dieser Partie geht, ist oft eine Übung, bei der durch das Anhalten des Urinstrahls der Beckenboden erspürt und gestärkt werden soll. Diese Bewegung aktiviert aber nur einen kleinen Bereich des Beckenbodens und noch dazu den, der oft ohnehin schon am besten trainiert ist. Davon abgesehen ist eine einzige Übung keinesfalls ausreichend, um diese Partie insgesamt nachhaltig zu kräftigen.

Neben der Kräftigung ist es außerdem ausgesprochen wichtig, den Beckenboden auch entspannen und loslassen zu können – nicht nur während einer Entbindung, sondern auch in Bezug auf Blasenprobleme oder beim Liebesspiel. Im Trainingsalltag ernte ich oft verwunderte Blicke, wenn ich im Zusammenhang mit Entspannung den Beckenboden erwähne.

Die häufigsten Ratschläge zum Beckenbodentraining sind schließlich »Fest anspannen« und »Intensiv trainieren«. Aber nur wenn die Muskeln im Beckenbereich sowohl kräftig als auch entspannbar sind, ist die Funktionsfähigkeit in vollem Maße gegeben. Das gilt genauso für die Bauchmuskulatur: Ist sie stets angespannt, kann das nicht nur die Haltung negativ beeinflussen, sondern auch Probleme mit der Wirbelsäule oder dem Beckenboden verursachen.

Die Trainingsprogramme in diesem Ratgeber haben deshalb immer zwei Ziele: Zum einen soll die Muskulatur gestärkt und aufgebaut werden. Zum anderen sollen die Dehn- und Stretchübungen am Schluss jedes Übungsprogramms die Muskeln in Bauch und Beckenboden relaxen. Lassen Sie deshalb bitte die Dehnübungen auf keinen Fall einfach aus, sondern schenken Sie ihnen genauso viel Aufmerksamkeit wie den Kraftübungen!

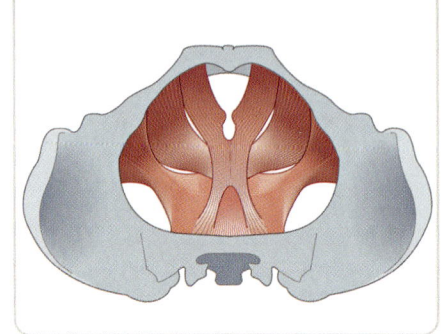

Der Beckenboden besteht aus drei Schichten, die sich miteinander zu einer starken Muskelplatte vernetzen.

Schicht für Schicht – so funktioniert Ihre Basis-Station

Bauchmuskeln und Beckenboden haben eine sehr enge Beziehung zueinander: Die Muskulatur in unserem Körperzentrum ist gut miteinander vernetzt, so dass sie auch am effektivsten trainiert wird, wenn die Übungsprogramme sie insgesamt ansprechen. Die innerste Schicht der Bauchmuskulatur bildet der quer verlaufende Bauchmuskel (musculus transversus abdominis), darüber verlaufen die schrägen Bauchmuskeln (musculus obliquus internus und externus abdominis). Darüber liegt die gerade Bauchmuskulatur, (musculus rectus abdominis), die – bei wenig Körperfett – als »Waschbrettbauch« sichtbar wird: Dabei sieht man die einzelnen Abschnitte der geraden Bauchmuskulatur.

Ganz unten im Beckenbereich, also unterhalb der gesamten Bauchmuskulatur, liegt der Beckenboden – ein verborgenes Talent in der Körpermitte: Er besteht aus einer etwa handtellergroßen Fläche aus Bindegewebe und drei Muskelschichten, die zwischen dem Schambein, den Sitzhöckern und dem Steißbein gitterartig miteinander vernetzt sind.

Ist diese Muskelplatte zu schwach, kann es zu den unterschiedlichsten Beschwerden und Erkrankungen kommen – etwa Blasenproblemen oder einer Gebärmuttersenkung. Mit einem gut trainierten Beckenboden beugen Sie diesen Risiken jedoch vor! Übrigens profitiert nebenbei auch der Rücken von einem starken Bauch-Beckenboden-Doppel. Er wird nämlich durch diese starken Gegenspieler intensiv entlastet, weshalb ein gutes Beckenbodentraining auch Beschwerden mit den Bandscheiben vorbeugt.

Fazit: Nur wenn der Beckenboden stark ist, können die Bauchmuskeln und letzten Endes auch der Rücken korrekt arbeiten. Der wichtigste Schritt zu einem kraftvollen Beckenboden ist die Fähigkeit, diese Muskelplatte auch ohne die umliegenden größeren Muskeln anzuspannen – und wieder zu entspannen.

Das muss anfangs sehr bewusst geübt werden. So schaffen Sie es: Po und Oberschenkel haben Sendepause, wenn der Beckenboden arbeitet – sie werden also nicht angespannt. Der Bauch sollte beim Beckenbodentraining ganz gezielt als Partner beim Üben helfen. Spezielle Spürübungen helfen Ihnen dabei, den Beckenboden zu erfühlen. Sobald Ihnen das gelingt, können Sie ihn auch ganz gezielt an- und entspannen (siehe ab Seite 16)

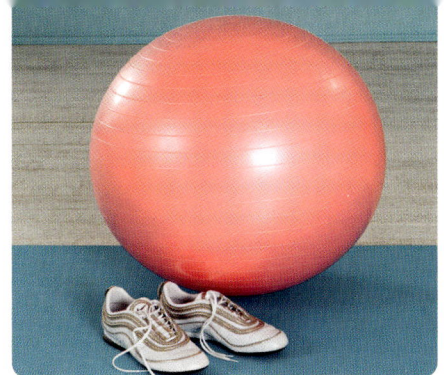

Die beste Vorsorge für eine
gesunde Zukunft: Bewegung!

Gezielt gegen Probleme trainieren

Körperliche Probleme können viele verschiedene Ursachen haben. Oft spielt emotionaler
Druck eine große Rolle – vor allem, wenn sich ein ursprünglich körperlich bedingtes
Problem verschlimmert. Von einer modernen, aktiven Frau wird erwartet, dass sie super
aussieht, fit und gesund ist und Familie und Beruf problemlos unter einen Hut bekommt.
Beschwerden, die im Laufe des Lebens, vor allem vor, während oder nach einer Geburt
auftreten können oder die mit der Blase zu tun haben, werden oft totgeschwiegen oder
als unwichtig abgetan, denn sie passen nicht zum Bild der stets agilen und grenzenlos
belastbaren Frau, das wir alle mit uns herumtragen.

Probleme mit dem Beckenboden

Niemand spricht gern darüber, aber nach Angaben von Pharmafirmen kämpfen
etwa 4 Millionen Frauen in Deutschland mit Problemen, die durch eine Schwäche des
Beckenbodens verursacht sind. Wahrscheinlich sind noch deutlich mehr Frauen davon
betroffen: Die Dunkelziffer wird von Experten sogar auf 8 bis 10 Millionen geschätzt.
Auch bei diesen Problemen empfehle ich Ihnen diesen Ratgeber. Es ist sehr wahrscheinlich, dass Ihre Beschwerden durch ein gutes Beckenbodentraining verschwinden.

Blasenschwäche

Auch Probleme mit der Blase können mit dem Beckenboden zusammenhängen. Vor
allem, wenn Sie oft auf die Toilette müssen, kann daher Beckenbodentraining helfen.
Es ist in jedem Fall sinnvoll, bei Blasenbeschwerden einen Arzt aufzusuchen und die
möglichen organischen Ursachen abzuklären. Wenn Sie nicht sicher sind, ob Ihre
Blase gut funktioniert, hilft ein einfacher Test: Springen Sie auf der Stelle, machen Sie
zwei Minuten lang Hampelmänner. Ist Ihnen das sehr unangenehm, drückt es auf die
Blase oder verlieren Sie gar Urin, sollten Sie auf jeden Fall mit Ihrer Urologin oder
Ihrer Frauenärztin sprechen.

Der Körper rundum gesehen

Neben dem Zustand Ihrer Muskulatur gibt es natürlich noch viele andere Aspekte zu betrachten, wenn Sie sich ein umfassendes Bild über Ihre Gesundheit und Ihre Fitness machen möchten. Wenn Sie ein optimales Fitnessprogramm suchen, das Sie rundum gesund und vital hält, ist neben Ihrem Lebensstil — mehr dazu ab Seite 19 — auch Ihr Allgemeinzustand wichtig, etwa Ihr Gewicht und auch der Anteil an Fettgewebe in Ihrem Körper.

Ob Ihr Gewicht im grünen Bereich liegt, können Sie durch eine Berechnung des Body-Mass-Index abschätzen (siehe Kasten unten). Um herauszufinden, wie weit Sie von einer gesunden, knackigen Mitte entfernt sind, sollten Sie aber nicht unbedingt nur die Waage zu Rate ziehen. Betrachten Sie auf jeden Fall immer auch das Verhältnis zwischen fettfreier Körpermasse und Körperfett. Mit speziellen Waagen können Sie den Körperfettanteil messen, aber auch in vielen Fitness-Studios haben Sie die Möglichkeit, sich dazu beraten und Ihren Körperfettanteil prüfen zu lassen.

Ein Körperfettanteil über 25 Prozent bedeutet, dass Sie zusätzlich zum Workout etwa drei- bis viermal pro Woche Ausdauertraining machen sollten. Werte zwischen 20 und 25 Prozent verlangen nach zwei bis drei Cardio-Einheiten pro Woche. Bei einem Fettanteil unter 20 Prozent reicht es, wenn Sie ein Ausdauertraining pro Woche absolvieren. Übrigens gibt es beim Körperfett auch nach unten Grenzen: Werte, die unter 15 Prozent liegen, sind definitiv nicht mehr gesund für den weiblichen Körper.

Dieses Minimum an Körperfett schützt die inneren Organe und ist lebensnotwendig. Damit ist dieser Wert die Grenze, unter die Sie nicht kommen sollten.

Gehen Sie aufrecht durchs Leben!

Ein wichtiger gesundheitlicher Aspekt ist auch die Körperspannung insgesamt — die sich in der Haltung zeigt. Diese gibt üb-

Info

So berechnen Sie Ihren Body-Mass-Index (BMI)

In den letzten Jahren wird immer wieder auf den BMI — den Body-Mass-Index — verwiesen, wenn es darum geht, das Körpergewicht zu beurteilen. Sie berechnen diesen Wert so:

BMI = Körpergewicht in kg : (Körpergröße in m)^2

Bei einem Wert zwischen 22 und 25 sind Sie normalgewichtig, bei einem Wert zwischen 19 und 21 haben Sie Idealgewicht. Werte zwischen 25 und 30 bedeuten leichtes, ein Wert über 30 starkes Übergewicht. Auf Untergewicht weisen Werte unter 19 hin.

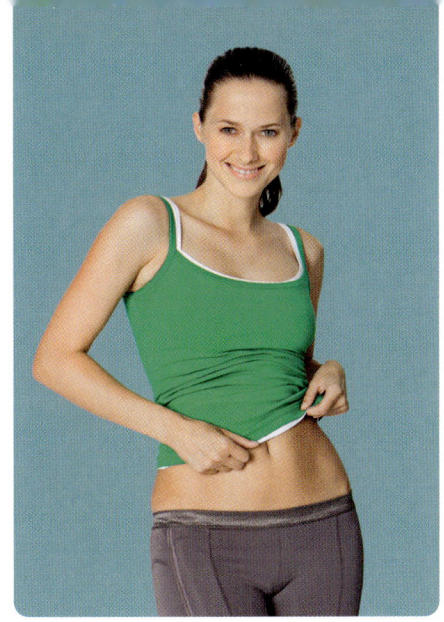

rigens ebenfalls einen deutlichen Hinweis darauf, wie fit Ihr Beckenboden ist: Nur wenn die Haltung stimmt, können Sie die dreiteilige Muskelplatte körpergerecht stärken, aber auch entlasten.

Und nur wenn ein ausgewogenes Verhältnis zwischen aktiven Muskeln und Entspannung herrscht, können Bauch und Beckenboden optimal zusammenwirken, die Körpermitte straff und flach und den Beckenboden stark machen. Sobald ein einziges Mitglied dieses komplexen Muskelteams aus dem Gleichgewicht gerät, hat das auch Auswirkungen auf die anderen Muskelgruppen. Das kann zum Beispiel so aussehen: Ein schlecht trainierter Bauch belastet den Beckenboden unnötig. Wenn Rücken-, Brust- oder Beinmuskulatur durch einseitiges oder falsches Training zu stark ausgebildet oder wenn sie durch Fehlhaltung verspannt sind, bedeutet das automatisch mehr Arbeit für den Beckenboden. Der unterforderte, aber übermäßig belastete Beckenboden reagiert darauf wie jeder andere Muskel: Er verliert an Spannung und Funktion, baut nach und nach ab.

Legen Sie los – aber mit Plan!

Mit dem Workout in diesem Ratgeber können Sie wirkungsvoll und unkompliziert eventuelle Belastungen reduzieren, indem Sie Bauch und Rücken kräftigen – aber auch die Muskelplatte im Becken stärken und funktionsfähig halten. Im zweiten Schritt lernen Sie den Beckenboden zu entspannen. Nur wenn Sie Aktivität und Lockerlassen des Beckens bewusst ansteuern können, ist auch ein gezielter Aufbau der Muskulatur möglich. Kleine Tipps und Tricks in den Übungsprogrammen dieses Buches unterstützen Sie dabei!

Sicher haben Sie schon Lust auf das Power-Training bekommen, denn es bietet viele Vorteile. Bevor Sie jedoch starten, ist es wichtig, dass Sie lernen, den Beckenboden zu erspüren und gezielt anspannen zu können.

Eine erste Spürübung: Stellen Sie sich einen Lift vor, der unten im Becken steht. Lassen Sie ihn nun zehn Stockwerke hochfahren, indem Sie den Nabel ein- und hochziehen. Den Po dabei ganz locker lassen! Weitere Spürübungen finden Sie auf den folgenden Seiten.

Die eigene Mitte finden

Es ist anfangs gar nicht so einfach, genau zu lokalisieren, wo der Beckenboden sitzt. Um das zu erspüren, helfen folgende Übungen.

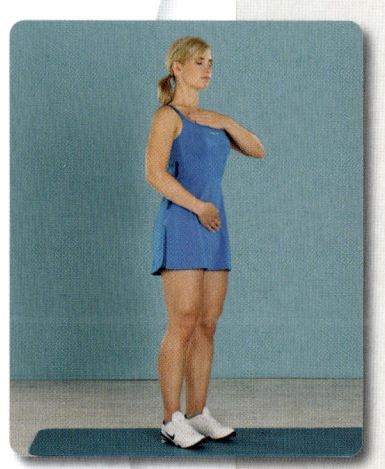

Gefühl aufbauen

Stellen Sie sich aufrecht hin, die Füße sind hüftbreit geöffnet, die Knie ganz leicht gebeugt. Richten Sie die Wirbelsäule auf und halten Sie den Kopf gerade – so als würde ihn eine unsichtbare Schnur am höchsten Scheitelpunkt nach oben ziehen.

Eine Hand legen Sie auf den Unterbauch, die andere auf die Brust. Richten Sie das Brustbein auf und schieben Sie es etwas nach oben. Saugen Sie nun den Nabel nach innen und oben, dabei ziehen Sie Schultern nach hinten und unten.

Verharren Sie einige Atemzüge lang bewusst in dieser Haltung, dann lockern Sie die Muskeln.

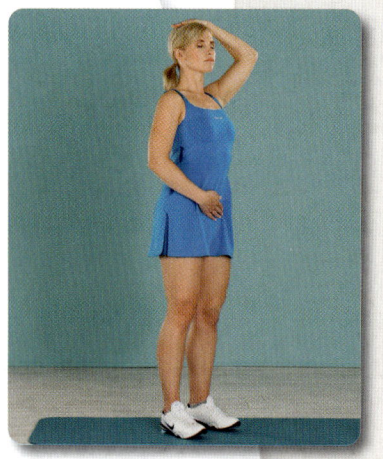

Entlastung schaffen

Sie stehen aufrecht, die Füße sind hüftbreit geöffnet. Legen Sie eine Hand auf den Unterbauch, die andere auf den Kopf. Halten Sie die Wirbelsäule gerade und spannen Sie den Beckenboden an. Den Kopf halten Sie gerade in Verlängerung zur Wirbelsäule.

Drücken Sie nun mit dem Kopf gegen die Hand und ziehen Sie das Steißbein bewusst in Richtung Boden. Die Wirbelsäule wird dabei gestreckt und das Brustbein aufgerichtet.

Verharren Sie einige Atemzüge lang bewusst in dieser Haltung, dann lösen Sie die Position.

Stärke aktivieren

Sie stehen aufrecht, die Füße mehr als schulterweit ge-
grätscht, die Knie sind tief gebeugt. Ziehen Sie den Nabel
nach innen und oben. Die Zehenspitzen und die Knie zeigen
diagonal nach außen, die Schultern ziehen Sie nach hinten
und unten.

Halten Sie den Flexi-Bar mit beiden Händen waagerecht vor
dem Körper, und schwingen Sie ihn etwa 20 Sekunden lang
nach unten und oben.

Nun legen Sie eine kurze Pause ein, bevor Sie den Ablauf
noch 2-mal wiederholen.

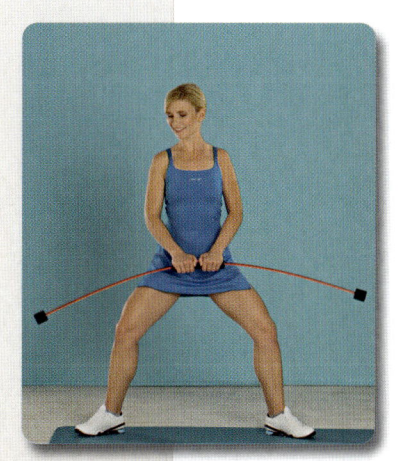

Gedanken lenken

Setzen Sie sich auf den Boden und kreuzen Sie die Beine.
Richten Sie den Körper auf und halten Sie den Kopf in Verlängerung zur Wirbelsäule. Sitzen Sie ganz bewusst auf beiden Sitzbeinknochen. Legen Sie beide Hände auf den Unterbauch und schließen Sie die Augen.

Versuchen Sie nun, die Sitzknochen zusammenzuschieben,
ohne sich zu bewegen. Gleichzeitig ziehen Sie die Schließmuskeln um den Anus zusammen, als wollten Sie diesen
schließen. Den Nabel ziehen Sie nach innen und oben.

Halten Sie die Spannung für 15 bis 20 Sekunden, dann langsam wieder lösen. Versuchen Sie das einige Male, bis Sie die
Spannung und Entspannung im Beckenboden fühlen können.

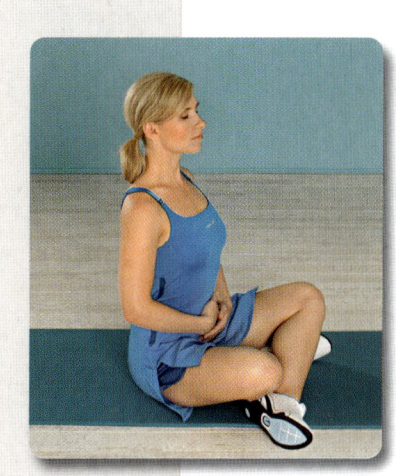

Benita Cantieni

»Figur, Haltung und Beckenboden sind untrennbar miteinander verbunden!«

Benita Cantieni war jahrelang Chefredakteurin der Zeitschrift »Shape« und hat sich eingehend mit allen Facetten der Fitness-Bewegung in Theorie und Praxis auseinandergesetzt. Die Quintessenz daraus ist die CANTIENICA®-Methode, ein einzigartiges Bewegungskonzept für Körperform und Haltung. Die Expertin gibt sehr erfolgreich Seminare in Zürich, Berlin, Würzburg, München, Hamburg und schreibt Bücher zum Thema.
In Deutschland arbeiten über 1000 Therapeuten, Hebammen, Osteopathen, Ärzte aller Fachrichtungen mit ihrer Methode.

Frage: Ein zentraler Begriff in Ihrem Bewegungskonzept ist das »Tiger Feeling«. Was ist damit konkret gemeint?

Benita Cantieni: Katzenhafte Leichtigkeit und Geschmeidigkeit, Lust am eigenen Körper und ein Bewusstsein für seine Möglichkeiten, seine Bewegungsfreude und Kraft. Und es ist der Titel meines Buches für lustvolles, sinnvolles Beckentraining für Frauen und Männer jeden Alters.

Frage: Kann der Beckenboden wirklich Bauchform und Haltung beeinflussen?

Benita Cantieni: Und wie. Die innerste Beckenbodenschicht, die den großflächigen Levator Ani bildet, füllt das ganze kleine Becken aus, ist vernetzt mit der Muskulatur in Bauch, Rücken, Rumpf und Beinen. Durch das Aufrichten — und damit verbunden eine Dehnung — bringt dieser Levator Ani eine verlängernde, dehnende Grundspannung in die gesamte Muskulatur. Die Bauchmuskeln können in einer Grunddehnung von innen nach außen trainiert werden. So wird verhindert, dass sich lediglich die oberflächlichen, äußeren Muskelschichten vergrößern.

Frage: Von der CANTIENICA®-Methode hört man häufig. Ist das ein reines Beckenboden-Training?

Benita Cantieni: Bei meiner therapeutischen Trainingsmethode wird die Beckenbodenmuskulatur in jede Übung eingebaut, genauso wie die anatomisch sinnvolle Ausrichtung der Wirbelsäule, die Verschraubung der Arme und Beine. Ich habe den weltweit einmaligen Beckenbodenboom im deutschsprachigen Raum mit »Tiger Feeling« 1997 ausgelöst. Reines Beckenbodentraining war indes nie

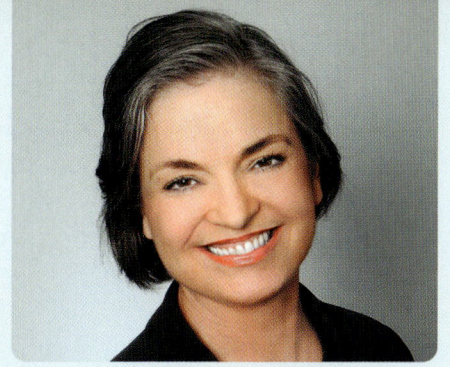

Benita Cantieni hat eine wirksame Methode zum Training des Beckenbodens entwickelt.

mein Ziel. Wozu soll ich Muskeln isolieren, die ihre Pracht und Kraft erst und nur in der Vernetzung entfalten? Ich kann auch alle Kraft- und Ausdauertrainings mit integriertem Beckenboden absolvieren. Ein ungefähres »Beckenboden anspannen« als Übungsanleitung hat ja nun hierzulande auch in Yoga, Pilates und in den Damenturnverein gefunden.

Frage: Nicht jeder hat Probleme mit dem Beckenboden. In welchem Alter sollte man ihn besonders trainieren?

Benita Cantieni: Mir ist noch niemand begegnet, der nicht von meinem filigranen, anatomisch logischen Training profitierte. In mein Züricher Studio kommen viele Frauen und Männer ab 20, weil sie die Auswirkungen des Trainings auf die Haltung, die Beweglichkeit, die Kraft und die Ausstrahlung spüren. Die Instruktorinnen und Instruktoren sind in der Mehrzahl zwischen 25 und 40. Es geht ja darum, die Gebrauchsanweisung des eigenen Körpers zu erfahren, das Optimum aus diesem wunderbaren Hochleistungsinstrument herauszuholen, und dafür gibt's keine Altersgrenze. Wer diese Gebrauchsanweisung von Anfang an kennt, braucht kein Alter zu fürchten. Die älteste Kundin ist 88 ...

Frage: Entspannung ist heute ein großes Thema. Spielt das bei Ihrem Trainingsprogramm auch eine Rolle?

Benita Cantieni: Ach ja, erst alles verspannen und dann entspannen ... In meinem Programm ist immer alles inklusive, 100 Prozent Muskeln, 100 Prozent Aufspannung, 100 Prozent Entspannung, das ist dann eben das »Tiger Feeling«. Außer dem Menschen gibt es kein einziges Wirbeltier, das Kollabieren vor dem Fernseher für Entspannung hält. Wir suchen – und finden – die Entspannung in jeder Bewegung, wie es die Adler, die Katzen, die Delfine und eben die Tiger machen. Das können wir auch.

Frage: Kann man CANTIENICA®-Training auch üben, wenn man Probleme mit der Blase hat?

Benita Cantieni: Selbstverständlich. Und die Probleme verschwinden dann ganz schnell.

Frage: Ist der Beckenboden für Männer genauso wichtig wie für Frauen?

Benita Cantieni: Ja. Der Beckenboden soll ja schließlich auch den männlichen Torso tragen. Tut er das nicht, kommt es zu Leistenbrüchen, Hämorrhoiden, dicken Bäuchen, Hängepopos. Auch die Prostatavergrößerung hat mit der Erschlaffung des männlichen Beckenbodens zu tun. Und außerdem braucht, wer die Tiefenmuskulatur fit hält, nie Viagra.

Frage: Man hört immerzu, man solle den Urinstrahl anhalten, um den Beckenboden zu spüren und auch zu trainieren. Stimmt das?

Benita Cantieni: Hört man das immerzu? Wenn ich die Auflagenzahlen meines »Tiger Feelings« – 5. Überarbeitung, ungefähr 30. Auflage – ansehe, dazu die unendlich vielen Kopien meiner Bücher in Deutschland, so hoffe ich, dass sich die Weiterentwicklung doch allmählich durchsetzt. Die Sache mit dem »Urinstrahl anhalten« brachte der amerikanische Arzt Arnold Kegel 1950 in Umlauf, damals war das revolutionär. Wer den Urinstrahl anhält, hat eine Ahnung, wo im Körper sich der Beckenboden befindet. Allerdings trainiert das lediglich die Schließmuskeln, also einen ultrakleinen Teil des Muskelverbundes. Das ist so, als würden Sie sich von einem Hemd nur die Knopfleiste umhängen und behaupten, das sei nun das ganze Hemd. Auf Dauer können die Urinstrahl-Anhalteübungen Blasenentzündungen und

Vaginismus (Scheidenkrämpfe beim Geschlechtsverkehr) auslösen. Auch die »Flitterwochen-Zystitis«, die Blasenentzündung nach viel Sex, ist oft auf falsch verstandenes, anatomisch unsinniges Schließmuskelübertraining zurückzuführen.

Frage: Kann ein falsch ausgeführtes Bauchtraining eigentlich dem Beckenboden schaden?

Benita Cantieni: Die ruckartigen Sit-ups des Turnvater Jahn können die Muskulatur schon schwächen, ja. Aber das geschieht auch schon, wenn verkehrt geatmet wird. Wird der Beckenboden beim Einatmen gelöst statt aktiviert, so schwächt ihn das. Das passiert oft beim Husten, Lachen oder Niesen, und dann gibt die Blase halt nach. Übrigens auch ein gutes Beispiel, weshalb ich isoliertes Beckenmuskeltraining unsinnig finde. In meinem Buch »New Faceforming« beschreibt eine Ärztin, die auf Teneriffa CANTIENICA®-Training anbietet, wie sie herausfand, dass Gleitsichtbrillen die Kopfhaltung der Trägerinnen so verändert, dass der Brustkorb einsinkt, der Bauch hervorquillt, der Beckenboden nachgibt. Sie kann den Zusammenhang zwischen Brillenwechsel und Auftreten der Inkontinenz zweifelsfrei nachweisen.

Der perfekte Lifestyle für Bauch & Beckenboden

Ebenso wichtig wie das regelmäßige Workout sind geplante Entspannungszeiten und eine bewusste Ernährung. Nur wenn Ihr Lebensstil fest auf diesen drei Säulen steht, kann Ihr Workout optimal funktionieren.

Wenn Sie sich rundum auf Fitness und Figur einstellen, können Sie innerhalb kurzer Zeit viel erreichen. Das Workout, also Ihr gesamtes Sportprogramm, sollte sich dabei aber nicht nur auf die Übungen in diesem Ratgeber beschränken. Ich empfehle Ihnen, unbedingt auch regelmäßig Ausdauersportarten in Ihren Tagesplan zu integrieren.

Wenn Sie sich außerdem noch gesund und vollwertig ernähren, so werden Sie mit Sicherheit schnell Erfolge verbuchen. Achten Sie darüber hinaus auch stets darauf, ganz gezielt Entspannungsphasen in Ihrem Alltag einzurichten. Denn nur wenn Sie regelmäßig körperlich und mental entspannen, können sich die Muskeln immer wieder erholen, und der Trainingseffekt wird optimiert.

Erholung gehört dazu

Um die Muskeln optimal zu fordern und das Maximum aus den Workouts herauszuholen, empfehle ich Ihnen, mindestens einmal pro Woche eine Trainingspause einzuplanen. Gestalten Sie sich diese Zeit bewusst erholsam. Wichtig: Nehmen Sie an diesen trainingsfreien Tagen viel Flüssigkeit zu sich: Genießen Sie reichlich klares Wasser, aromatische Tees und leckere Saftschorlen — und tanken Sie Kohlenhydrate!

Perfekte Entspannungsmöglichkeiten sind ein Abend in der Sauna oder eine erholsame Massage. Solche Aktivitäten können Sie einplanen, indem Sie einen Tag nur für sich selbst reservieren: Lassen Sie die Seele baumeln, und tanken Sie für den Rest der Woche auf. Wenn Sie lieber gesellig genießen, können Sie auch mit Ihrer besten Freundin in die Sauna gehen — oder einmal in der Woche einen Abend für eine gegenseitige Massage mit Ihrem Partner freihalten. Wenn Sie Ihre Entspannungszeit bewusst mit Zuwendung an sich selbst oder mit der Pflege sozialer Kontakte verknüpfen, haben Sie nämlich gleich noch einen weiteren Effekt: In Ihrem Leben wird die Balance zwischen Stress und wirklich empfundenen Pausen wiederhergestellt.

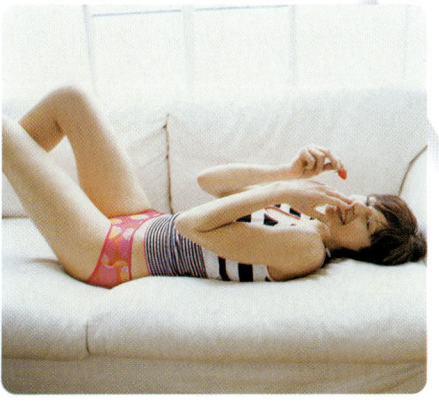

Ausdauertraining legt Muskeln frei

Wenn Sie Ihre Fitness langfristig verbessern und auf einem guten Level halten möchten, spielt ein gutes Cardio-Trainingsprogramm eine wichtige Rolle. Denn nur wenn die Grundlagenausdauer geschult und der Stoffwechsel aktiv ist, können Sie die Fettschicht auf der Bauchmuskulatur auch zum Schmelzen bringen.

Es gibt so viele Ausdauersportarten, dass wohl jeder Mensch eine finden kann, die ihm entspricht und ihm wirklich Spaß macht. Nehmen Sie sich ruhig Zeit, einige auszuprobieren, denn nur wenn Sie wirklich Freude daran haben, wird es Ihnen auch leicht fallen, das Ausdauertraining in Ihren Alltag zu integrieren. Und das ist sehr wichtig! Probieren Sie also aus, ob Sie lieber abends in einem Schwimmbad Ihre Bahnen ziehen oder im Sommer auch im See. Oder ob Sie lieber durch den Wald laufen und durch die Begegnung mit der Natur Ihr Ausdauertraining zur Meditation machen – zu einer Zeit, in der Sie ganz für sich selbst sind und Ruhe, frische Luft und die Pflanzenwelt um sich herum genießen können. Vielleicht gefällt es Ihnen auch am besten, in einer Gruppe mit Freundinnen zu walken – und sich durch die Gruppendynamik ein Stück weit mit motivieren zu lassen? Manche Menschen mögen es auch, ab und an etwas Neues auszuprobieren – egal ob Nordic Walking oder Langlauf. Sobald Sie gefunden haben, was zu Ihnen passt, haben Sie schon einen großen Schritt gemacht. Denn wenn das Durchhalten kein Thema mehr ist, weil man sich auf den abendlichen Lauf oder die Radtour schon morgens freut, haben Sie das Ticket zur Fitness schon in der Tasche.

Cardio-Kicks für die Fettverbrennung

Und wie oft darf es sein? Das hängt zum einen von Ihrem körperlichen Zustand ab und davon, welche Ziele Sie sich bezüglich Abnehmen und Trainingserfolg gesetzt haben. Grundsätzlich können Sie sich an folgenden Angaben orientieren: Wenn Sie genug Zeit dafür freihalten können, planen Sie zusätzlich zum Power-Training pro Woche drei bis vier Cardio-Einheiten ein. Mit dieser Kombination greifen Sie da an, wo andere Workouts nicht hinkommen: an der Basis der individuellen Fitness. Denn nur wenn Sie fit sind, kann Ihre Mitte auch so aussehen – legen Sie heute noch los!

Wenn Sie gerade erst mit dem Training beginnen, sollten Sie längere, gleichförmige Ausdauereinheiten absolvieren. Laufen, radeln oder schwimmen Sie also regelmäßig etwa eine halbe Stunde lang in moderatem Tempo. Sporteln Sie bereits eine

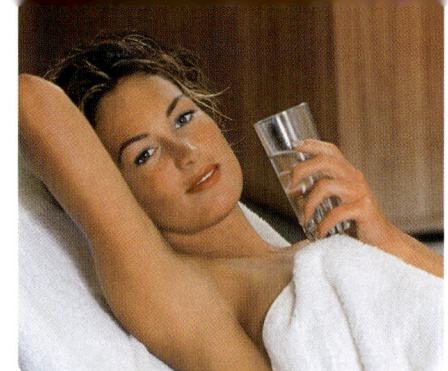

Ein Saunabesuch ist nicht nur für die Muskeln angenehm, sondern schenkt rundum Entspannung.

Weile, können Sie ein bis zwei Cardio-Einheiten durch kurze Intervall-Einheiten ersetzen. Sie können dann zum Beispiel ein- bis zweimal pro Woche 20-minütige Intervallkicks mit drei bis sechs Power-Intervallen durchführen. Bei den Intervallen sollten Sie 20 bis 30 Sekunden lang maximal powern, dann wieder langsamer werden.

Mehr Muskeln machen schlank

Auf dem Weg zum straffen Body gibt es übrigens noch eine sehr wichtige — und motivierende — Information: Sport ist gleich eine doppelt sinnvolle Investition in die schlanke Linie. Sie nehmen zum einen durch konsequentes Training ab, zum anderen gewinnen Sie Muskeln hinzu. Und diese Muskeln sind nun nochmals Ihr bester Helfer beim Abnehmen. Denn jedes Kilo Muskelmasse, das Sie hinzugewinnen, verheizt im Alltagsleben täglich 75 zusätzliche Kalorien!

Mit dem Power-Training für Bauch und Beckenboden stärken Sie das Muskelgrundgerüst Ihres Körpers. Sie straffen den Körper von innen, bekommen tolle Konturen und unterstützen auch noch gezielt den Fettstoffwechsel.

Gute Haltung inklusive

Und regelmäßiges Training hat noch einen Vorteil: Wenn Ihre Muskeln optimal funktionieren, wird sich das auch an Ihrer Haltung zeigen, denn diese ist ein sichtbares Indiz für ein gutes Zusammenspiel aller beteiligten Muskeln. Die gesunde Haltung ist dem Menschen eigentlich angeboren — und geht den meisten von uns durch das lange Sitzen im Büroalltag verloren. Beobachten Sie einmal kleine Kinder: Sie bewegen sich aus reiner Körperintelligenz, aus dem Instinkt heraus, immer richtig und körpergerecht — auch diese gesunde Haltung erobern Sie sich durch Ihr Training zurück.

Tipp

Clever Essen gehen

Wenn Sie zum Essen eingeladen sind, müssen Sie nicht den hungernden Spielverderber spielen — Sie dürfen zugreifen, wenn Sie einfach die richtigen Leckerbissen auswählen! Hier ein paar Tipps:

Bevorzugen Sie gegrillte Fleisch- und Fischgerichte und dazu gedünstetes Gemüse statt frittierter Beilagen. Wenn Sie Saucen und Dressings separat bestellen, haben Sie einen besseren Überblick über Ihr Fettkalorienkonto. Am Dessertbüffet greifen Sie besser zu Obstkuchen als zur Schokoladentorte. Muss es doch mal Schokolade sein, sind dunklere Sorten die beste Wahl — sie enthalten weniger Fett als die Vollmilchvariante.

Fit-Food für die Figur

Essen Sie sich schlank — indem Sie regelmäßig das Richtige zu sich nehmen. Der Grund: Wenn Sie den Körper den ganzen Tag auf Energiesparmodus halten und ihm dann eine Riesenportion Nahrung geben, wird er aus Angst vor einer Hungersnot jede Kalorie bestmöglich bunkern. Optimal ist es, wenn Sie alle drei bis fünf Stunden etwas zu sich nehmen; — wie viel, hängt vom Energiebedarf des Körpers ab. Und dieser steigt, je aktiver Sie leben.

Wie viel darf's sein?

Mit der Nahrung decken Sie Ihren Energiebedarf — einmal den Grundbedarf, den der Körper einfach benötigt, um zu funktionieren. Dazu kommt der Arbeitsbedarf:

So halten Sie den Bauch flach

Wenn Sie Ihren Trainingserfolg durch die Ernährung noch deutlicher sichtbar machen möchten, gibt es einige »Ess-Tricks«, die für einen flachen Bauch sorgen:

Essen Sie langsam

Schlingen und hastiges Essen führt zu Blähungen — die den Bauch unschön runden.

Meiden Sie Bauchbläher

Hülsenfrüchte, rohe Zwiebeln, kohlensäurehaltige Getränke, Kohl, aber auch frisches Gebäck können dazu führen, dass sich das Bäuchlein wölbt. Wenn Sie sich öfter unmäßig »aus der Form« empfinden, kontrollieren Sie Ihren Speiseplan doch mal auf diese Übeltäter.

Bringen Sie die Verdauung in Schwung

Und zwar nicht mit Abführmitteln, die nach einiger Zeit einen unguten Gewöhnungseffekt erzeugen, der dann ins Gegenteil umschlägt: Ihr Magen-Darm-Trakt ist dann auf die Abführmittel angewiesen, um zu funktionieren! Besser: bewegen! Ein Abendspaziergang nach dem Essen bringt auch Ihren Darm in Bewegung, und zwar auf gesunde Art.

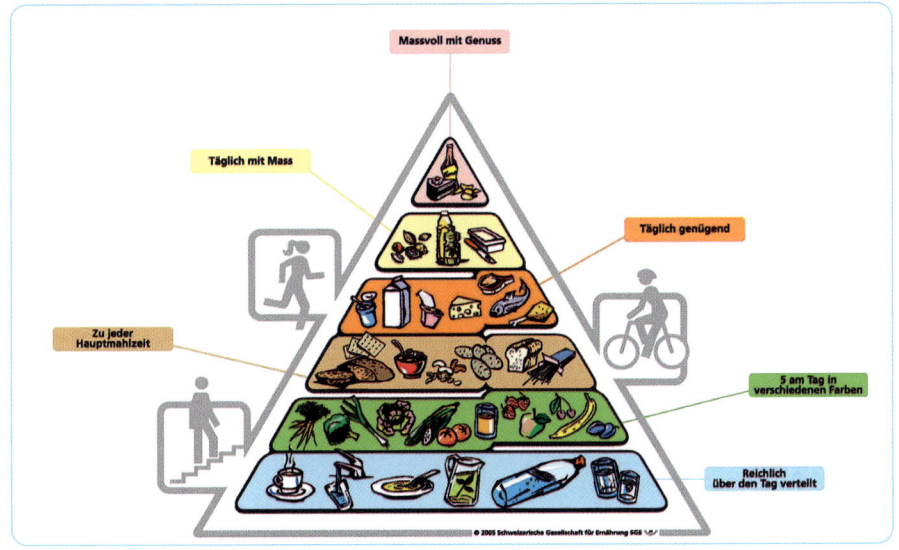

Massvoll mit Genuss

Täglich mit Mass

Täglich genügend

Zu jeder Hauptmahlzeit

5 am Tag in verschiedenen Farben

Reichlich über den Tag verteilt

© 2005 Schweizerische Gesellschaft für Ernährung SGE

Die Ernährungspyramide zeigt auf einen Blick, wie der Speiseplan optimal zusammengestellt werden kann (diese Pyramide stammt von der Schweizerischen Gesellschaft für Ernährung (www.sge-ssn.ch).

Der Arbeitsumsatz errechnet sich aus Ihrer täglichen Aktivität, die stark von Ihrem Arbeitsalltag abhängt. Und dazu addieren Sie noch den sogenannten Sportumsatz.

Die Summe aus Grund-, Arbeits- und Sportumsatz ergibt die benötigte Kalorienmenge. Wie viele Kilokalorien Sie täglich zu sich nehmen können, ohne zu- oder abzunehmen, können Sie folgendermaßen berechnen: Der Grundumsatz beträgt 0,9 kcal je kg Körpergewicht und Stunde (wenn Sie 60 Kilogramm wiegen, sind das also am Tag etwa 1300 kcal). Der Arbeitsumsatz berechnet sich wie folgt: Bei überwiegend sitzender Tätigkeit addieren Sie höchstens 10 Prozent zum Grundumsatz. Bei leichter körperlicher Tätigkeit addieren Sie 1/3 des Grundumsatzes zum vorher errechneten Wert dazu, bei mittelschwerer Tätigkeit 2/3 und bei schwerer körperlicher Arbeit verdoppeln Sie den Grundumsatz.

Die Energie, die Sie für Sport benötigen, wird zum oben errechneten Kalorienbedarf noch hinzugerechnet. Der Sportumsatz berechnet sich so: Für das 60-Minuten-Workout in diesem Buch addieren Sie je nach Körpergröße und Intensität des Workouts 250 bis 350 Kilokalorien hinzu.

Greifen Sie zu – aber richtig

Damit Sie Muskeln aufbauen, ist es wichtig, die nötigen Kalorien bewusst aufzunehmen. Das heißt: Es ist nicht nur wichtig, wie viel, sondern auch, was Sie essen. Vor dem Training sollten Sie nach Möglichkeit Kohlenhydrate aus Nudeln, Reis, Kartoffeln und Getreide bevorzugen; nach dem Training ist eine ausreichende Versorgung mit Proteinen, also Eiweiß, wichtig. Und das steckt in magerem Fleisch, Fisch und Geflügel, aber auch in fettarmem Käse, Sojaprodukten und Milch. Versuchen Sie, wenig Fett zu sich zu nehmen, und wählen Sie am besten frische Lebensmittel, die aus der Umgebung stammen, und saisonal verfügbare Obst- und Gemüsesorten. Wie Ihre Ernährung im Optimalfall aufgebaut ist, sehen Sie in der Pyramide oben.

Marion Jetter
»Genießer sind schlanker!«

Frage: Welche Ernährung hilft, wenn der Bauch flacher werden soll?

Marion Jetter: Durch strenge Fastenkuren oder einseitige Diätprogramme erreicht man in den meisten Fällen das Gegenteil. Nimmt dank Jo-Jo-Effekt oft schneller und meist noch mehr zu, als man vorher mühsam abgespeckt hat. Besser ist es, die Ernährung langfristig umzustellen und auf klassische Dickmacher wie Fast Food, fette Fleischsorten, Süßigkeiten, Weißmehlprodukte, Knabbereien aber auch Limonade oder Alkohol im Übermaß zu verzichten. Obst und Gemüse sollten aber dennoch den Hauptanteil einer ausgewogenen Ernährung ausmachen und mit eiweißreichen, zugleich fettarmen Lebensmitteln wie Fisch oder Geflügel und ballaststoffreichen Vollkornprodukten kombiniert werden. Als Faustregel für die perfekte Nahrungskombination gilt: Jede dieser drei Lebensmittelgruppen sollte etwa ein Drittel des Tellers füllen. Und: Eine Diät kann noch so gut sein: Wer sie nicht mit ausreichend Bewegung kombiniert, wird nicht abnehmen. Um zu verhindern, dass während einer Diät wertvolle Muskelmasse abgebaut wird, ist es sehr wichtig, den Körper mit ausreichend Eiweiß zu versorgen. Die enthaltenen Aminosäuren regen das Muskelwachstum an und fördern gleichzeitig die Fettverbrennung in den Zellen. Viel Eiweiß steckt in allen Milchprodukten, roten Fleischsorten aber auch Eiern, Sojaprodukten, Nüssen und Hülsenfrüchten.

Frage: Wie wichtig ist die Wasserzufuhr beim Abnehmen?

Marion Jetter: Neue Studien konnten zeigen, dass allein dadurch, dass man täglich einen halben Liter Wasser zusätzlich trinkt, pro Tag 50 Kalorien verbrannt werden. Das klingt wenig, macht aufs ganze Jahr gerechnet aber 17 400 Kalorien — und damit drei Kilo weniger Körperfett. Tipp: Achten Sie darauf, dass der Kalziumgehalt des Wassers relativ hoch ist (500 mg/l). Kalzium regt die Fettverbrennung zusätzlich an und bringt ein weiteres Kilo Fett zum Schmelzen.

Frage: Gibt es Tipps und Tricks, wie man den Bauch schneller flach bekommt, etwa ein bestimmtes Lebensmittel?

Marion Jetter: Wenn ein wichtiges Date oder eine Party bevorsteht, empfehle ich am Vorabend zwei Gläser Wasser mit Zitrone zu trinken. Das regt die Nieren an und hilft dem Körper zu entwässern. Kurz vor dem Zubettgehen trinken Sie dann

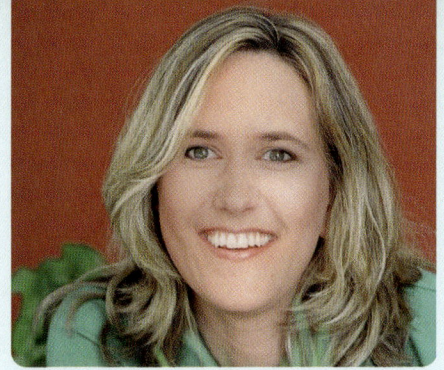

Marion Jetter ist Autorin, Journalistin und Ernährungsexpertin. Sie erstellt effektive Diätprogramme, entwickelt Rezepte und schreibt Beiträge zu aktuellen Ernährungsthemen.

einen Tee aus 1 EL gehackter Petersilie und Dillsamen (mit kochendem Wasser aufgießen, zehn Minuten zugedeckt ziehen lassen, abgießen und trinken). Petersilie wirkt sanft harntreibend und Dillsamen beseitigen und verhindern Blähungen.

Frage: Und was ist mit Abführmitteln?

Marion Jetter: Sie greifen in den natürlichen Verdauungsprozess ein und sollten nur in Notfällen zum Beispiel bei einer akuten Verstopfung eingesetzt werden. Natürlich abführend wirken Milchzucker oder Flohsamen. Je ein TL in einen Becher Joghurt rühren. Oder Sie trinken morgens auf nüchternen Magen ein Glas lauwarmes Wasser. Das bringt die Verdauung sanft in Schwung.

Frage: Stimmt es, dass man nicht zu wenig essen darf, wenn man abnehmen will?

Marion Jetter: Wie schon gesagt: Wer seine Kalorienzufuhr zu weit herunterschraubt (unter 1200 Kalorien am Tag) riskiert nach Beenden der Fastenkur, in die gefürchtete Jo-Jo-Falle zu tappen. Der Grund: der Körper hat seinen gesamten Stoffwechsel heruntergeschraubt und verbraucht insgesamt weniger Kalorien. Wer dann normal weiter isst, muss damit

rechnen, dass die aufgenommene Nahrung viel gieriger als zuvor vom Körper als Fettreserve gebunkert wird.

Frage: Können Sie eine bestimmte Methode empfehlen, um den Bauch schnell flach zu bekommen?

Marion Jetter: Wissenschaftler der Yale-Universität haben jetzt herausgefunden: Ob sich Fettdepots bei manchen Menschen gleichmäßig und unauffällig am ganzen Körper verteilen und bei anderen vor allem in der Bauchregion konzentrieren, hängt vor allem vom persönlichen Stresslevel und dem Stoffwechselgleichgewicht ab. Schüttet der Körper in Stresssituationen reichlich Adrenalin aus, erhöht sich der Fett- und Zuckerspiegel im Blut. Außerdem steigert das Stresshormon Cortisol den Appetit, um die Reserven an Fett und schnell verwertbaren Kohlenhydraten aufzufüllen. Es lohnt sich also, ab und zu einen Gang zurückzuschalten. Wie das individuell funktioniert, weiß jeder für sich selbst am besten! Ich persönlich kann optimal bei einem heißen Bad und einem guten Buch entspannen. Außerdem versuche ich, mir jeden Tag zur Mittagszeit einen Spaziergang an der frischen Luft zu gönnen. Das macht den Kopf frei und reduziert den Stress.

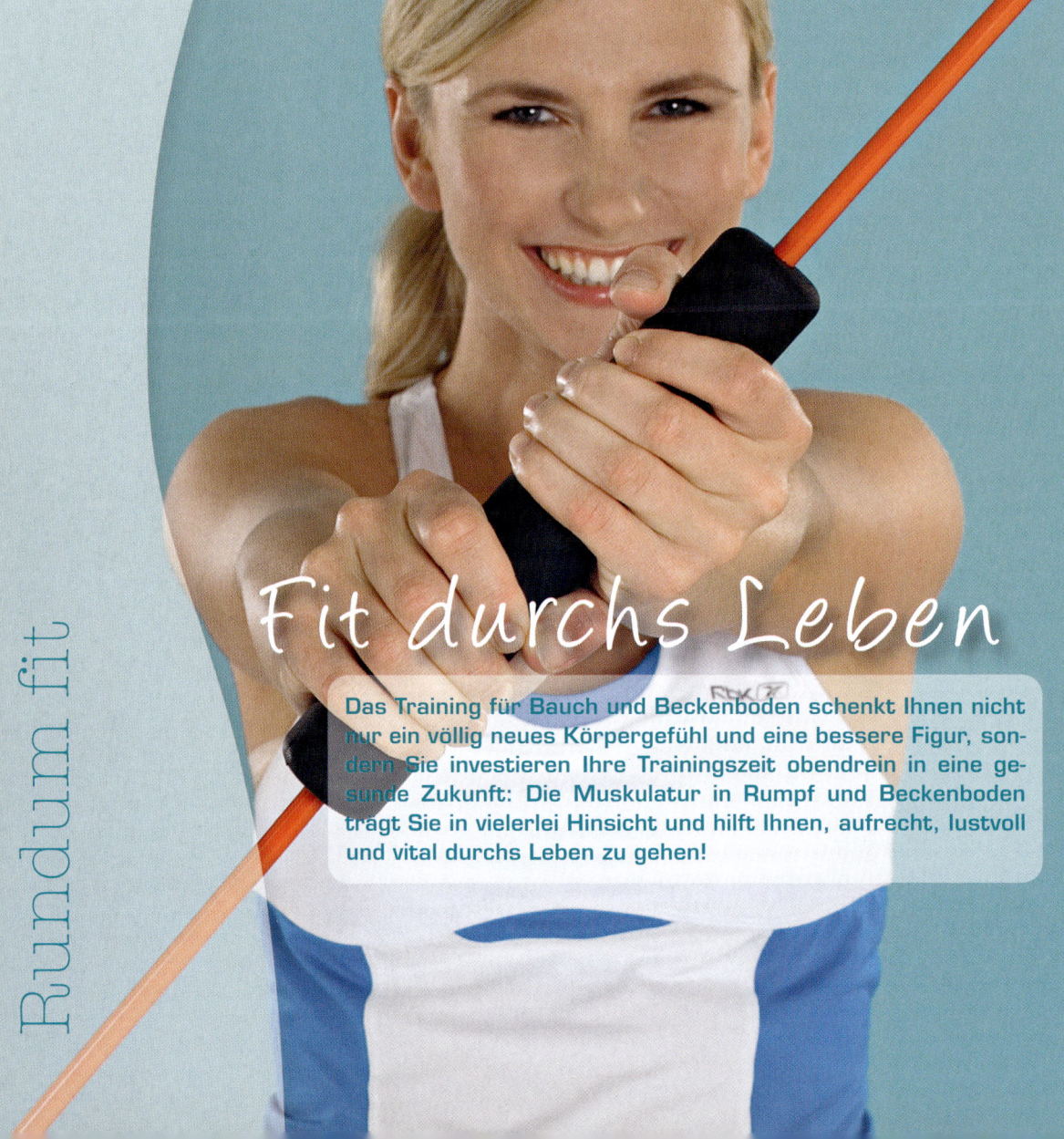

Fit durchs Leben

Das Training für Bauch und Beckenboden schenkt Ihnen nicht nur ein völlig neues Körpergefühl und eine bessere Figur, sondern Sie investieren Ihre Trainingszeit obendrein in eine gesunde Zukunft: Die Muskulatur in Rumpf und Beckenboden trägt Sie in vielerlei Hinsicht und hilft Ihnen, aufrecht, lustvoll und vital durchs Leben zu gehen!

Trainieren – aber richtig!

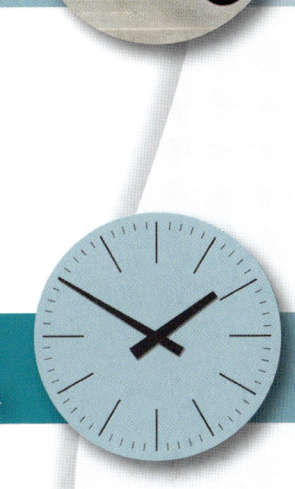

Wenn Sie nach den Programmen in diesem Buch konsequent üben, werden Sie den Kontakt zu Ihrer Körperbasis neu aufbauen und auch Ihre Haltung von Grund auf verbessern. Denn die Übungen wirken dort, wo jede Bewegung beginnt: an der Basis, dem Beckenboden. Was dabei zu beachten ist, lesen Sie auf den folgenden Seiten.

Basic-Workout: 60 Minuten für einen straffen Bauch & stabilen Beckenboden

Hier kommt das komplette Rundum-Programm für die Körpermitte! Eine Stunde Aktivität – und Ihre Muskeln werden gründlich gefordert. Gleichzeitig schult dieses Training Haltung und Balance.

Trainieren –
aber richtig!

Bevor Sie so richtig loslegen, sollten Sie sich einen Plan machen. Nur wenn Sie gezielt trainieren, können Sie auch schnell Erfolge verbuchen. Wichtig: Sehen Sie jeden Trainingstermin als Pluspunkt auf Ihrem Fitnesskonto und als Mehrwert für Ihre Lebensqualität!

Ihr Körper ist ein Gesamtkunstwerk. Auch seine Muskeln stehen miteinander in Verbindung. Der wichtigste Bereich ist der Rumpf, besonders Bauch und Beckenboden spielen hier eine große Rolle. Mit den richtigen Methoden und effektiven Übungen lernen Sie, diese Bereiche intensiv zu bearbeiten und deren Power auch zu nutzen. Und der Bauch wird durch dieses Training auch noch flach!

Bilden Sie eine solide Basis

Haben auch Sie einen Beruf, bei dem Sie viel am Schreibtisch sitzen oder lange stehen müssen? Das kann langfristig fatal für den Körper sein: Die Muskeln werden schlapp und verkürzen möglicherweise, andere Bereiche verspannen sich. Sind die Muskeln trainiert und gedehnt — etwa durch ein konsequentes Training —, kann der Körper besser mit Alltagsbelastungen umgehen und Fehlhaltungen kompensieren. Zudem können Sie Ihrem Körper beibringen, anatomisch besser zu stehen, zu sitzen und sich zu bewegen.

Ein hilfreicher Zauberstab

Um die tief liegenden Muskeln im Rumpf anzusprechen, gibt es einige kleine Tricks und Hilfsmittel. Sie können viele Übungen in diesem Ratgeber auch ohne Hilfsmittel durchführen, aber einige äußerst effektive Moves erfordern kleine Hilfsgeräte. Da Sie wahrscheinlich nicht alle Geräte daheim haben, gibt es oft die Möglichkeit, eine Alternative ohne Hilfsmittel auszuwählen. Die Ersatzübungen werden entweder neben der Übung mit Gerät gezeigt oder Sie finden einen Seitenverweis auf eine verwandte Bewegung.

Besonders hilfreich und sinnvoll zur Unterstützung des Beckenbodentrainings finde ich den Flexi-Bar, eine Schwungstange, die ganz gezielt Bauch- und Beckenbodenmuskeln anspricht (siehe auch Interview ab Seite 32). Das Besondere daran: Sie brauchen weder besonders auf die Ausführung noch auf die Haltung zu achten. Schwingt die Stange, machen Sie die Moves richtig. Vor allem Einsteiger können sich durch das Training mit der Stange sicher sein, dass sie die richtigen Muskeln trainieren und keine größeren Fehler beim Üben machen.

Einen ähnlichen Effekt hat es, wenn Sie die beschriebenen Übungen auf einer zusammengerollten Matte absolvieren. Auch hierbei können Sie sicher sein, dass Sie gewisse Muskelpartien trainieren und andere dadurch entlasten. Hinweise zur Wirkung der einzelnen Moves finden Sie bei den Übungen selbst.

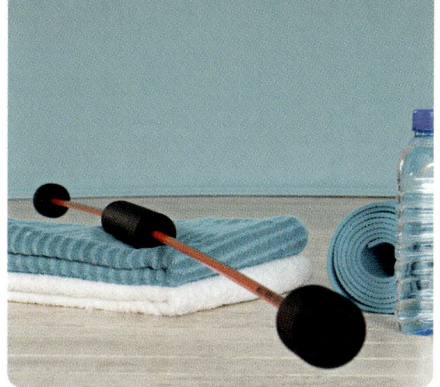

Fit in time: So funktioniert's

Damit das Training möglichst effektiv ist, sollten Sie sich vor Beginn ein paar Gedanken machen: Wie viel Zeit können Sie pro Woche in Ihren Körper, Ihre Fitness, Ihre Gesundheit investieren? Viel Arbeit, keine Zeit, wenig Motivation – die Gründe, woran Ihr bisheriges Training möglicherweise gescheitert ist, sind vielfältig. Aber selbst wenn Sie viel zu tun haben, genügen bei regelmäßigem Training 15 Minuten Workout pro Tag – und diese Zeit hat wirklich jeder!

Auch wenn Sie wenig Zeit haben, empfehle ich Ihnen, mindestens einmal pro Woche das 60-Minuten-Programm durchzuführen. Generell gilt: Verlängern Sie Ihre Trainingszeiten, wann immer es geht! Stehen Sie also vor der Wahl, ob Sie ein 15- oder 30-Minuten-Training absolvieren, wählen Sie die 30 Minuten. Haben Sie wenig Zeit, trainieren Sie lieber 15 Minuten als gar nicht. Um möglichst effektiv zu trainieren, versuchen Sie dieses Workout viermal pro Woche zu schaffen – ganz egal, welche Länge Sie letzten Endes für Ihre Trainingseinheiten wählen! Machen Sie sich bewusst, dass jede einzelne Trainingseinheit Ihrer Figur und auch Ihrer Gesundheit zugute kommt und auf Dauer mehr Lebensqualität bedeuten kann.

Wenn es Ihnen schwerfällt, dauerhaft am Ball zu bleiben, empfehle ich Ihnen, Termine mit sich selbst zu vereinbaren. Tragen Sie diese in Ihren Terminkalender ein und nehmen Sie sie genauso ernst wie berufliche Termine. Vielleicht entspricht es Ihnen auch eher, sich mit einer Freundin zum Üben zu verabreden; egal wie, versuchen Sie regelmäßig mehrmals pro Woche zu trainieren!

Das richtige Level

Viele der Übungen sind steigerbar. Beginnen Sie mit der einfachsten Variante. Schaffen Sie die angegebene Anzahl von Wiederholungen und Sätzen problemlos, versuchen Sie das nächsthöhere Level – bei vielen Übungen finden Sie eine Variante, mit der Sie den Effekt steigern können.

Schaffen Sie bei einer Übung nicht die angegebenen Wiederholungen, machen Sie kurze Pausen – aber brechen Sie das Workout oder die Übung keinesfalls ab!

Bewegen Sie sich zwischen den einzelnen Durchgängen, machen Sie am besten lockernde Bewegungen, aber absolvieren Sie jetzt noch keine Stretchübungen, um den erarbeiteten Muskeltonus für die kommenden Übungen zu erhalten. Den Aufbau des Programms auf einen Blick finden Sie ab Seite 34.

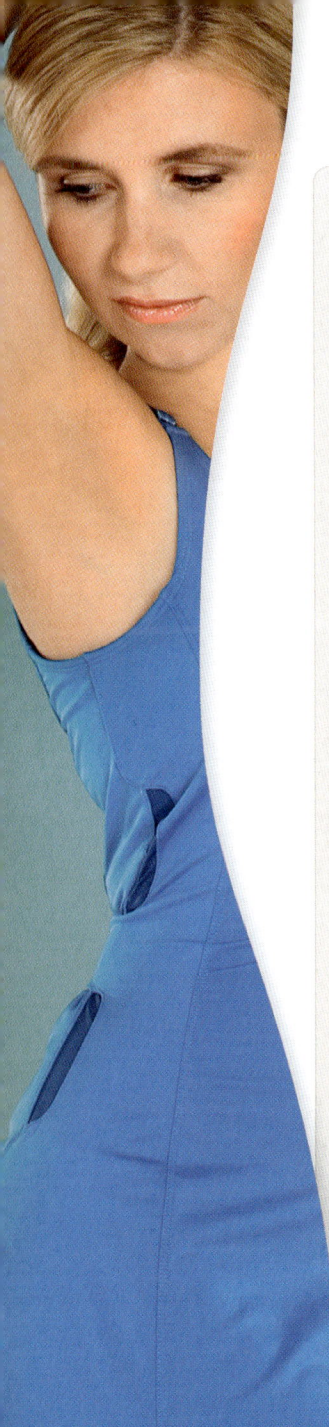

Rund ums Training

Hintergrundwissen für Ihr Training

Nicht nur das Beugen und Absenken des Oberkörpers – so wie es bei klassischen Sit-ups und Crunches geschieht – zählt zu den Aufgaben, die unsere Körpermitte zu meistern hat. Die Bauchmuskeln sind auch sehr wichtig, um den Rumpf zu stabilisieren. Gerade bei Dreh- und Haltebewegungen des Rumpfes, also jedes Mal, wenn Sie sich im Auto umsehen, aber auch beim Tragen von Einkaufstüten, müssen die Bauchmuskeln aktiv werden.

Ob sich die Wirbelsäule ideal positionieren kann, ist abhängig von einer gut trainierten Tiefen- und Stützmuskulatur, also von der Grundspannung der Bauch- und Rückenmuskulatur, aber auch vom Fitnesszustand der Beckenbodenplatte. Nur wenn diese Komponenten gut in Form sind, kann auch die Wirbelsäule optimal unterstützt und entlastet werden. Bauchtraining und Rückengesundheit sind also eng miteinander verknüpft: Ohne eine starke Mitte können Sie keinen gesunden Rücken bekommen und umgekehrt.

Die Power-Moves in diesem Ratgeber werden Ihnen helfen, Ihren Bauch und Beckenboden und dadurch auch gleich den Rücken mit zu stärken. Das intensive Training wird Sie sicherlich manchmal fordern, aber dafür bekommen Sie einen flachen Bauch, einen starken Rücken und einen kräftigen Beckenboden.

Entspannung nicht vergessen

Ihre Muskulatur braucht auch immer wieder Erholungspausen und muss nach dem Einsatz gedehnt und gestreckt werden. Daher schließen alle Programme in diesem Ratgeber mit Stretch-Übungen ab. Neben diesen Übungen können Sie ein zusätzliches Dehn-Training in Betracht ziehen, wenn Sie sehr gestresst sind – in diesem Zustand neigt man nämlich dazu, sich in einer zusammengeduckten Haltung am Arbeitsplatz zu verbarrikadieren, wodurch man vor allem die Muskulatur an Nacken, Rücken und Hals verkrampft. Wenn Sie also den Eindruck haben, dass Sie gerade sehr verspannt sind, oder bei den Übungen feststellen, dass manche Muskeln, Sehnen und Bänder verkürzt sind, wird Ihnen das Dehnen besonders gut tun.

Knackige Teamarbeit

Die Bauchmuskulatur besteht aus den geraden, schrägen und quer verlaufenden Muskelanteilen und ist mit Beckenboden und Rücken stark
vernetzt. Ein Teil der Muskeln kann nicht ohne einen anderen Teil optimal arbeiten, alle Rumpfkomponenten arbeiten eng im Team.

Trotzdem ist es möglich und auch sinnvoll, mit bestimmten Übungen
einzelne Muskeln gezielt anzusprechen und stark zu fordern. Einige Bei-
spiele: Um den Oberkörper anzuheben, also für das sogenannte Aufrol-
len, sind vor allem die geraden Bauchmuskeln zuständig, eine effektive
Unterstützung der Bewegung kommt von den schrägen und quer verlaufenden Anteilen sowie aus dem Beckenboden. Drehbewegungen
werden vor allem mit den schrägen Muskelpartien verrichtet, diese
werden dabei unterstützt von den geraden und jeweils entgegenge-
setzten schrägen Bauchmuskeln. Bei Haltebewegungen kommt der
quer verlaufende Bauchmuskel verstärkt zum Einsatz – unterstützt
wird seine Arbeit von den Muskeln des Beckenbodens sowie den schrägen und geraden Bauchmuskeln. Das seitliche Beugen des Oberkörpers wird hauptsächlich durch die Arbeit der seitlichen Bauchmuskeln
ermöglicht, unterstützt vom Beckenboden, Rücken und weiteren
Bauchmuskelanteilen.

So schonen Sie Rücken und Beckenboden

Wenn Sie Ihr Trainingsprogramm besonders körperschonend gestalten möchten, trainieren Sie immer von innen nach außen: also zuerst
den Beckenboden, dann die inneren Bauchmuskelschichten und zum
Schluss den Rücken. Wenn Ihnen beim Bauchtraining der Rücken weh-
tut, machen Sie vor dem Üben immer ein bis zwei Rückenübungen, um
eine Vorspannung zu erzeugen und so die Wirbelsäule vor Verletzungen
zu schützen.

Wer Beschwerden mit dem Beckenboden hat, sollte beim Bauchtraining immer den Beckenboden entlasten, indem die Adduktoren, also
hauptsächlich die Innenschenkel, angespannt werden. Achten Sie bitte
auch auf die Hinweise bei den einzelnen Übungen.

Barbara Klein

»Nur wenn der Rücken fit und gesund ist, kann der Bauch flach und straff werden.«

Barbara Klein, Physiotherapeutin und Spezialistin für Beckenbodentraining aus München, hat den Flexi-Bar, einen Zauberstab für das Training der Tiefenmuskulatur, entwickelt.

Frage: Warum ist eine gute Haltung für den Beckenboden so wichtig?

Barbara Klein: Nur wenn die Muskeln im Rumpf gut trainiert sind, kann sich die Wirbelsäule aufrichten — und so Druck von den inneren Organen nehmen, die dann, statt auf den Beckenboden zu drücken, beispielsweise von der Bauchmuskulatur mitgetragen werden können. Eine aufrechte Haltung entlastet also Beckenboden und Wirbelsäule. Das hat eine deutliche Entspannung der Beckenboden- und Bauchmuskulatur zur Folge.

Frage: Kann man mit dem Flexi-Bar auch noch andere Muskelgruppen intensiv trainieren — etwa den Bauch?

Barbara Klein: Wenn man die Bewegung sieht, könnte man denken, dass nur Arme und Oberkörper arbeiten müssen. Wer einen Flexi-Bar in die Hand nimmt, wird jedoch schnell feststellen, dass Oberkörperspannung fast 90 Prozent der Bewegung ausmacht. Dabei ist nicht der Kraft-Input das Geheimnis des Schwungs, sondern das konstante, reflektorische Gegenarbeiten der tiefliegenden Muskulatur.

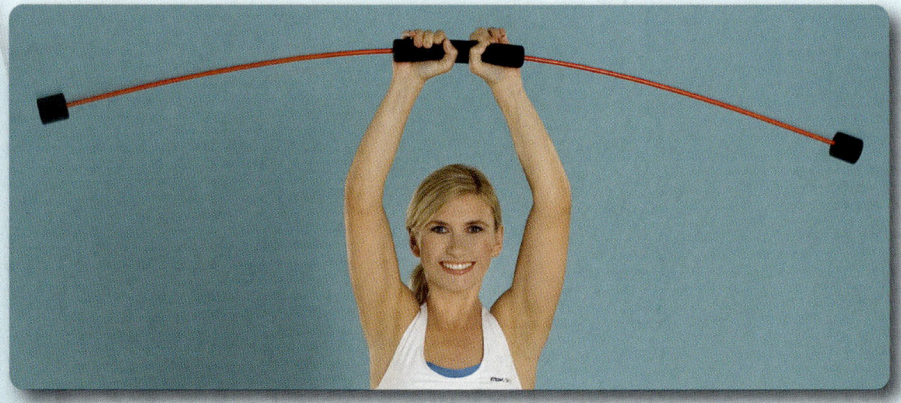

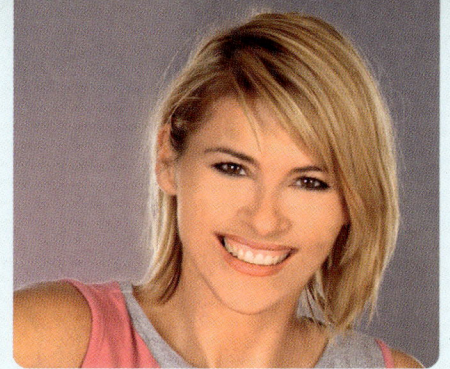

Barbara Klein bietet ein Extra für Ihr Training: den Flexi-Bar.

Das erreichen Sie nur, wenn der gesamte Körper arbeitet. Vor allem der Beckenboden muss richtig in Form sein, damit sich der Unterbauch nicht nach vorn wölbt. Hier setzt das Training mit dem Flexi-Bar, einer Schwingstange aus Glasfiber-Fasern, an: Sie können damit ganz gezielt die Muskeln des Rumpfes trainieren — auch die kleinen Hilfsmuskeln, die Sie mit einem normalen Bauchtraining nicht erreichen können. Das Training mit dem Flexi-Bar kräftigt also die Bauch- und Beckenboden-muskeln, verbessert aber auch automatisch die Haltung, weil es eben auch kleinere Muskeln im Bereich der Wirbelsäule stärkt und dadurch den Rücken kräftigt.

Frage: Wie wirkt der Flexi-Bar auf den Beckenboden?

Barbara Klein: Der Beckenboden wird beim Training mit der Stange nachweislich um etwa drei Zentimeter angehoben. Sie trainieren ihn also automatisch. Ob Sie den Beckenboden spüren, ihn bewusst an- und entspannen können, ist egal — denn ohne Beckenbodenspannung schwingt die Stange nicht. Sie haben also einen direkten Indikator, ob Sie richtig trainieren oder nicht. Mit speziell entwickelten Übungen wird gleichzeitig die Muskulatur des Hüftbeugers ausgeschaltet, und der Becken-

boden kann ganz gezielt gestärkt oder auch entlastet werden.

Frage: Wie spricht der Flexi-Bar den Bauch eigentlich an?

Barbara Klein: Durch die reflektorische Anspannung der Rumpfmuskulatur beim Üben steht immer auch die Bauchmuskulatur unter Spannung. Es ist übrigens sehr wichtig, nicht nur die geraden Bauchmukeln zu trainieren, sondern auch die schrägen und den quer verlaufenden Bauchmuskel entsprechend zu fordern. Das passiert bei diagonalen Bewegungen und ist besonders effektiv, wenn noch dazu die Balance gefordert wird.

Frage: Wie häufig und wie lange muss ich üben, damit ich schnell Ergebnisse sehe?

Barbara Klein: Ideal wären drei bis vier Workouts pro Woche, jeweils 20 bis 30 Minuten lang. Mehr brauchen Sie eigentlich nicht; durch das Training mit dem Flexi-Bar verkürzt sich die Trainingszeit automatisch, weil die tiefliegenden Muskeln zum Arbeiten gezwungen werden, wenn die Stange schwingen soll. Es gibt praktisch kein Entrinnen mehr — der Bauch muss angespannt werden, der Beckenboden wird mit Sicherheit aktiviert.

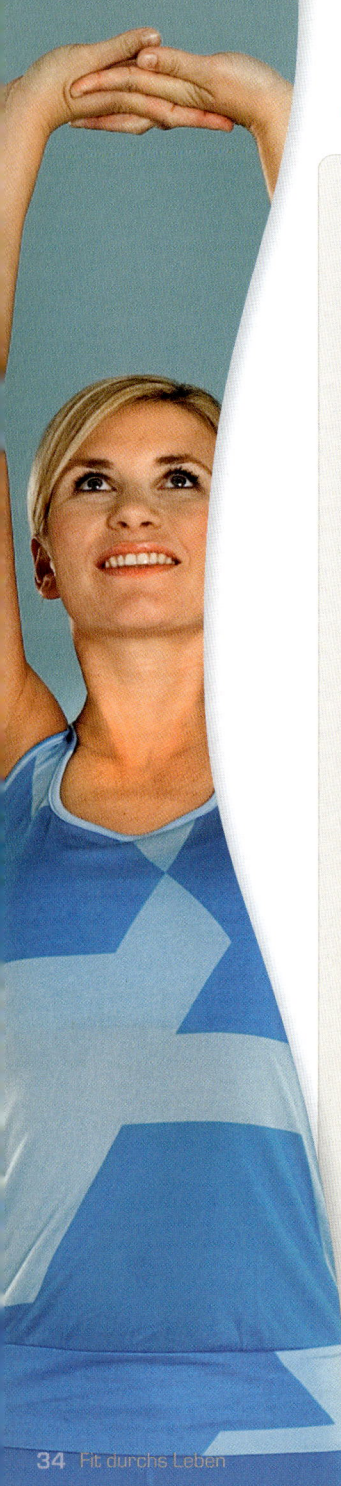

Die ganze Trainingseinheit

Hintergrundwissen

Ob 60, 30 oder 15 Minuten — es liegt ganz bei Ihnen, wie viel Zeit Sie investieren möchten, damit Ihre Körpermitte gesund und straff ist. Lesen Sie diese kurze Starthilfe — und schon können Sie beginnen. Praktische, leicht verständliche Übungen machen das Workout besonders wirksam, und Hilfsmittel wie Gymball oder der Flexi-Bar intensivieren die Übungen und helfen Ihnen, die Bewegungen korrekt auszuführen. Ein Training besteht immer aus drei Teilen: Dem Warm-up, dem eigentlichen Trainingsteil und dem Cool-down. Bitte halten Sie diese Reihenfolge ein — denn alle drei Teile sind wichtig.

Der Start: Wärmen Sie sich auf!

Vor jeder Übungseinheit sollten Sie sich zwei bis drei Minuten lang aufwärmen, indem Sie auf der Stelle marschieren, Seil springen, einfache Aerobic-Schritte machen oder auf dem Hometrainer radeln. Sinn des Warm-up ist es, die Muskeln, Sehnen, Bänder und Gelenke auf Betriebstemperatur zu bringen. Absolvieren Sie also in den Minuten vor dem Training sanften Sport, kein Hochleistungstraining!

Nehmen Sie Haltung ein ...

Bevor Sie mit einer Übung starten, sollten Sie nochmals Ihre Haltung kontrollieren: Stehen, sitzen, liegen Sie anatomisch richtig und wie in der Übungsanleitung beschrieben? Richten Sie die Wirbelsäule bewusst auf, spannen Sie die Muskeln an Bauch und Rücken leicht an, ziehen Sie die Schulterblätter zurück und nach unten! Der Kopf bildet die Verlängerung der Wirbelsäule. Ideal wäre es, wenn Sie Ihre Haltung beim Üben gelegentlich in einem Spiegel kontrollieren könnten. Jeder Move sollte einen Anfangs- und einen Endpunkt haben und so aussehen wie auf den Bildern. Auch das Tempo der Bewegung ist wichtig. Machen Sie die Übungen eher langsam; wenn Sie Musik dazu hören möchten, wählen Sie ein Tempo von etwa 126 bis 128 bpm (beats per minute). Federnde Bewegungen sind tabu, es sei denn, es wird bei der Übungsbeschreibung ausdrücklich angegeben.

... und atmen Sie bewusst

Versuchen Sie, während des Übens jeweils in der Phase der Anspannung aus- und in der Entspannung einzuatmen. Atmen Sie dabei tief in

Brust- und Bauchraum, und betonen Sie die Ausatmung! Denken Sie daran, dass eine gute Sauerstoffversorgung den Trainingseffekt verbessert, die Fettverbrennung anregt und Ihnen hilft, schneller Ergebnisse zu sehen.

Dreifach gut: So viele Trainingssätze sind sinnvoll

Führen Sie bei jeder Übung zuerst einmal die angegebene Zahl der Wiederholungen durch. Anschließend gönnen Sie sich eine Pause von 30 bis 60 Sekunden, danach wiederholen Sie die Übung. Dadurch setzen Sie einen entsprechenden Trainingsreiz, der das Wachstum der Muskulatur fördert. Absolvieren Sie insgesamt drei Durchgänge — sogenannte Sätze — von jeder Übung. Einzige Ausnahme dabei sind die Stretchübungen: Diese müssen Sie nur einmal durchführen. Achten Sie darauf, dass Sie ein und dieselbe Übung nicht an zwei aufeinander folgenden Tagen durchführen, gestalten Sie Ihren Trainingsplan möglichst abwechslungsreich!

Steigerungen: Extrastark mit Gymball und Flexi-Bar

Wenn Sie bereits geübt sind, können Sie die Anforderungen verschiedener Übungen mit dem Gymball sehr intensiv steigern. Der Ball sollte die richtige Größe für Sie haben. Eine Richtlinie: Wenn Sie auf dem Ball sitzen, ist der Po am besten nur etwas höher als die Knie positioniert. Ein weiteres, sehr effektives Hilfsmittel für Ihr Beckenbodentraining ist der Flexi-Bar, ein Stab, der die Muskulatur zielgerichtet aktiviert. Das Training mit dem Flexi-Bar spricht den Beckenboden sehr intensiv an. Er wird in diesem Buch vor allem verwendet, um die Wirkung der Übungen zu steigern.

Dehnen ist Muskelpflege von innen

Das Stretching-Programm ist ausgesprochen wichtig. Dehnübungen erhalten und verbessern die Beweglichkeit und beugen Fehlhaltungen vor. Gerade wenn Sie regelmäßig und intensiv üben, sollten Sie der Muskulatur auch ein gewisses Maß an Entspannung gönnen. Stretching oder Relax-Yoga darf also ruhig mehrmals pro Woche auf dem Plan stehen. Dehnen Sie alle großen Muskelgruppen, besonders die Brust- und Schultermuskulatur. Bei allen Trainingsprogrammen in diesem Buch sind übrigens wirkungsvolle Dehnübungen bereits integriert.

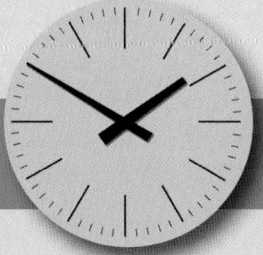

Basic-Workout: 60 Minuten für Bauch & Beckenboden

Wenn Sie Ihre Körperbasis sehr nachhaltig und intensiv trainieren möchten, lohnt es sich, regelmäßig eine Stunde ins Training zu investieren. Sie werden bald spüren, dass Sie von Ihrem Einsatz profitieren!

Bodyfeeling

Aktivieren Sie Ihr Körpergefühl mit dieser Übung, und atmen Sie dabei ganz bewusst ein und aus.

So geht's:

- Atmen Sie während der Übung nur durch die Nase ein und aus, und passen Sie Ihr Übungstempo der Atmung an.
- Stellen Sie sich mit schulterbreit geöffneten Füßen hin, richten Sie den Rücken auf. Aktivieren Sie Bauch und Beckenboden.
- Nun die Knie leicht beugen, den Nabel nach innen und etwas zu den Rippen hoch ziehen. Spannen Sie Beckenboden und Bauchmuskeln sanft an.
- Halten Sie die Arme eng am Körper, die Handflächen zeigen nach vorn. Nun die Arme leicht runden, die Ellbogen sanft nach hinten ziehen, dabei die Schulterblätter nach hinten und unten ziehen.
- Legen Sie den Kopf leicht in den Nacken, kippen Sie das Becken etwas nach vorn. Der Rücken darf in ein leichtes Hohlkreuz kommen **(A)**. Dabei tief einatmen.
- Beim Ausatmen den Rücken strecken, den Kopf etwas sinken lassen und den Oberkörper aus der Hüfte heraus nach vorn neigen. Das Kinn sinkt zur Brust, die Arme gehen in einer weichen Bewegung nach vorn **(B)**.
- Richten Sie sich wieder auf und wiederholen Sie die Bewegung ohne Pause. Schließen Sie wenn möglich beim Üben die Augen.
- Fahren Sie damit insgesamt 2 bis 3 Minuten fort.

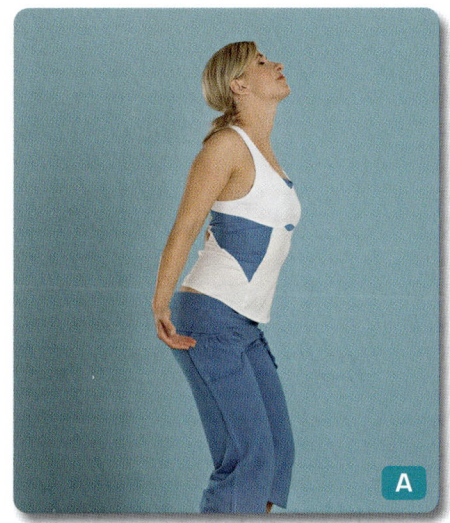

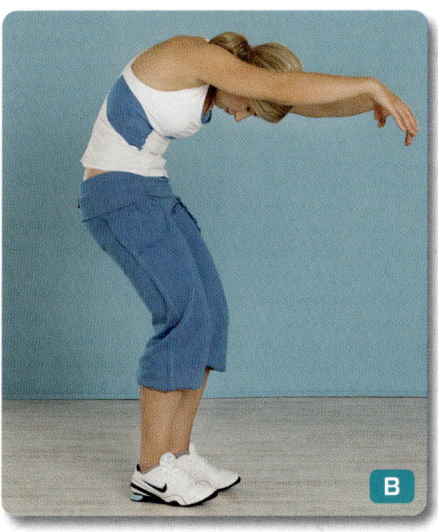

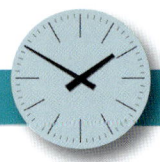
Rückenmobil

Mit diesem Move wärmen Sie die Rückenmuskeln gezielt auf, aktivieren die Wirbelsäule und tanken weiter Sauerstoff.

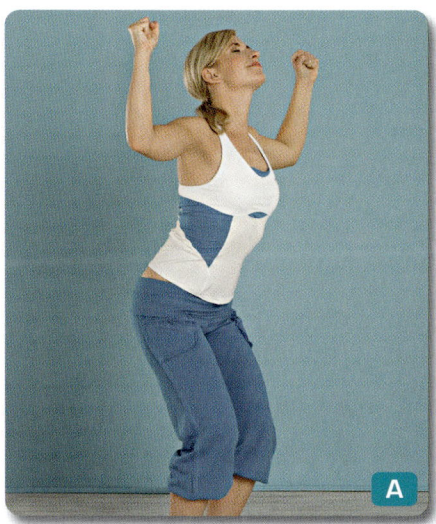

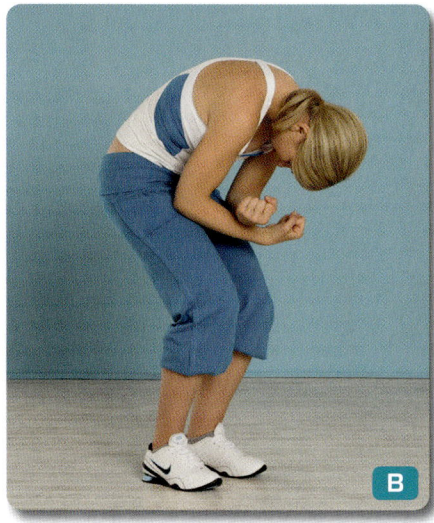

So geht's:

- Stellen Sie sich aufrecht hin, die Füße etwa hüftbreit geöffnet. Spannen Sie nun Rücken, Bauch und Beckenboden minimal an. Atmen Sie nur durch die Nase ein und aus.
- Jetzt beugen Sie die Knie leicht, schieben den Po nach hinten und neigen den Oberkörper leicht nach vorn. Winkeln Sie die Arme an, die Ellbogen befinden sich ungefähr auf Brusthöhe neben den Rippen und die Hände sind zu lockeren Fäusten geballt.
- Einatmen, in ein leichtes Hohlkreuz kommen und die Ellbogen nach hinten ziehen, gleichzeitig den Kopf leicht in den Nacken ziehen **(A)**.
- Lassen Sie beim Ausatmen den Rücken rund werden und neigen Sie den Oberkörper leicht nach vorn. Gleichzeitig lassen Sie das Kinn zur Brust sinken und führen Ellbogen und Unterarme vor dem Körper zusammen **(B)**.
- Kommen Sie wieder in die vorherige Position **(A)**. Wiederholen Sie die Bewegung langsam und fließend, lassen Sie sich Zeit beim Üben und folgen Sie dem Tempo Ihrer Atmung. Fahren Sie in einem zusammenhängenden Bewegungsfluss ohne Unterbrechung fort.
- Führen Sie diese Übung insgesamt 2 bis 3 Minuten lang aus.

Schulterzug

Diese Übung stärkt den Rücken, aktiviert den Beckenboden und trainiert die Schultern.

So geht's:

- Stellen Sie sich gerade hin, die Füße etwa hüftweit öffnen. Den Bauchnabel nach innen und oben ziehen, die Wirbelsäule aufrichten.
- Beugen Sie die Knie leicht, den Po strecken Sie nach hinten und den Oberkörper neigen Sie aus der Hüfte heraus nach vorn, bis der Winkel zwischen Oberschenkeln und Oberkörper 90 Grad beträgt.
- Strecken Sie jetzt die Arme lang nach vorn aus, die Oberarme befinden sich jetzt neben den Ohren. Drehen Sie die Arme so, dass die Handflächen zum Boden zeigen. Ziehen Sie die Schulterblätter in Richtung Steißbein.
- Richten Sie den Blick zum Boden, der Kopf befindet sich in Verlängerung der Wirbelsäule **(A)**.
- Beugen Sie nun die Ellbogen langsam, und ziehen Sie sie in einer ruhigen, gleichmäßigen Bewegung neben Ihre Schultern **(B)**.
- Strecken Sie die Arme wieder aus. Absolvieren Sie 20 bis 25 Wiederholungen von dieser Bewegung. Dann stützen Sie die Hände auf den Oberschenkeln auf und rollen Ihren Körper allmählich nach oben auf, bis Sie wieder aufrecht stehen. Lockern Sie alle Muskeln aus, bevor Sie 2 weitere Sätze anschließen.

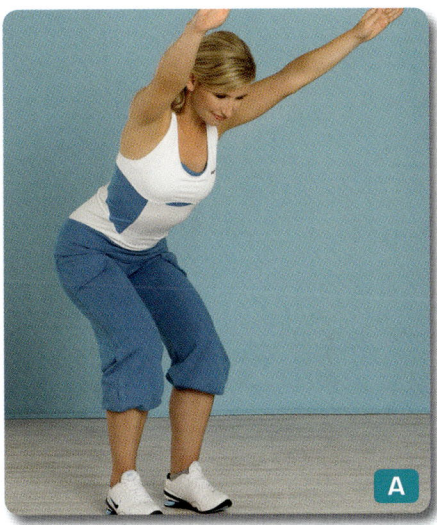

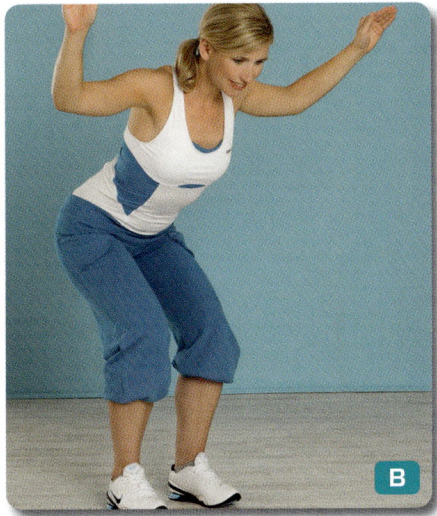

Konzentriert strecken

Um den Rücken und die Wirbelsäule ideal einzusetzen, sollten Sie vor dem Üben einen Haltungs-Check im Stehen machen. Spannen Sie dabei schon Bauch, Beckenboden und Rücken leicht an, erst dann nehmen Sie die Ausgangsposition der Übung ein.

Streckschwung

Mit diesem Move stärken Sie die tiefliegenden Rumpfmuskeln, aber auch Arme und Schultern. Besonders intensiv arbeitet der obere Rücken.

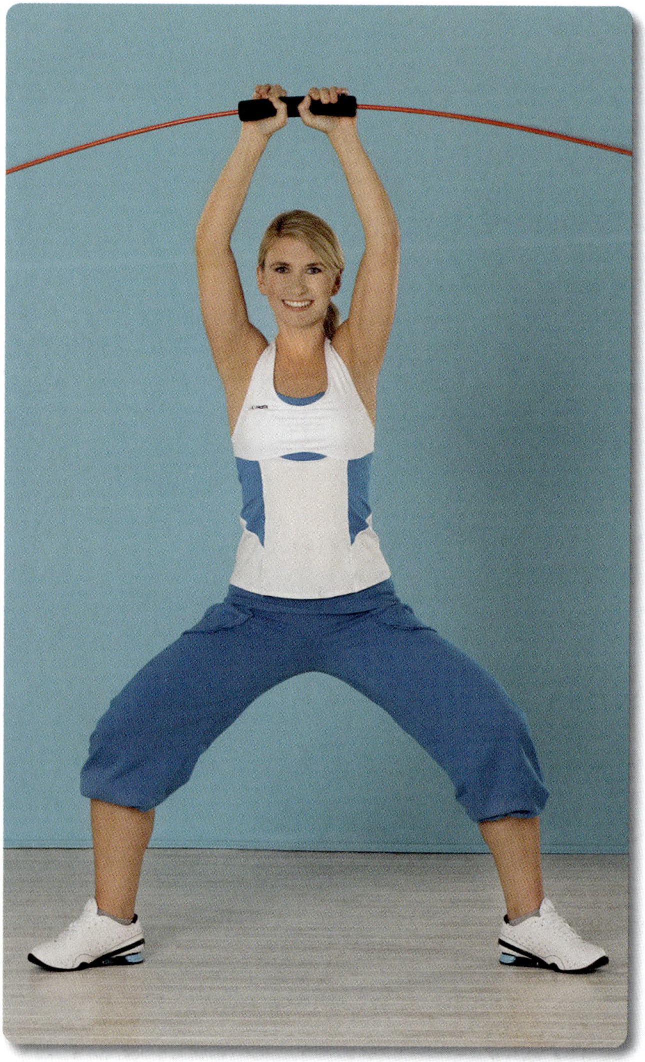

So geht's:

- Grätschen Sie die Beine weit und beugen Sie die Knie tief. Knie und Zehenspitzen zeigen diagonal nach außen. Richten Sie den Rücken bewusst auf und spannen Sie Bauch und Beckenboden leicht an.
- Brustbein aufrichten, die Schultern nach hinten und unten ziehen. Halten Sie den Flexi-Bar zunächst waagerecht vor dem Körper und fassen Sie ihn fest mit beiden Händen am Griff. Halten Sie die Handgelenke gerade. Strecken Sie die Arme nach oben aus und senken Sie ganz bewusst die Schulterblätter.
- Schwingen Sie 30 bis 40 Sekunden lang nach oben und unten **(Bild)** und achten Sie darauf, dass die Schwungbewegung nicht kreisförmig wird. Der Blick ist nach vorn gerichtet.
- Lassen Sie den Flexi-Bar ausschwingen und senken Sie die Arme nach vorn ab. Kreisen Sie die Schultern, bevor Sie zwei weitere Sätze anschließen.

Schwung holen

Um den Flexi-Bar zum Schwingen zu bringen, schubsen Sie ihn einmal kräftig an. Versuchen Sie dann mit kleinen Bewegungen gegenzusteuern und den Schwung beizubehalten.

Längs-Shake

Diese Bewegung stabilisiert Bauch und Rücken und der Beckenboden wird intensiv trainiert.

So geht's:

- Grätschen Sie die Beine weit und beugen Sie die Knie tief. Knie und Zehenspitzen zeigen diagonal nach außen. Richten Sie den Rücken bewusst auf und spannen Sie Bauch und Beckenboden leicht an.
- Richten Sie das Brustbein auf und senken Sie die Schulterblätter nach hinten und unten ab. Halten Sie den Flexi-Bar senkrecht und mittig vor dem Körper. Verschränken Sie die Hände in der Mitte des Griffes und legen Sie die Ellbogen eng an den Körper an **(Bild)**.
- Spannen Sie alle Muskeln an und schwingen Sie den Flexi-Bar nach links und nach rechts. Versuchen Sie, den Schwung gleichmäßig aus beiden Armen zu holen, und denken Sie an die Anspannung der Mitte. Ist die Tiefenmuskulatur aktiv, können Sie besser schwingen.
- Nach 30 bis 40 Sekunden ausschwingen, Arme und Schultern lockern. Nach kurzer Pause 2-mal wiederholen.

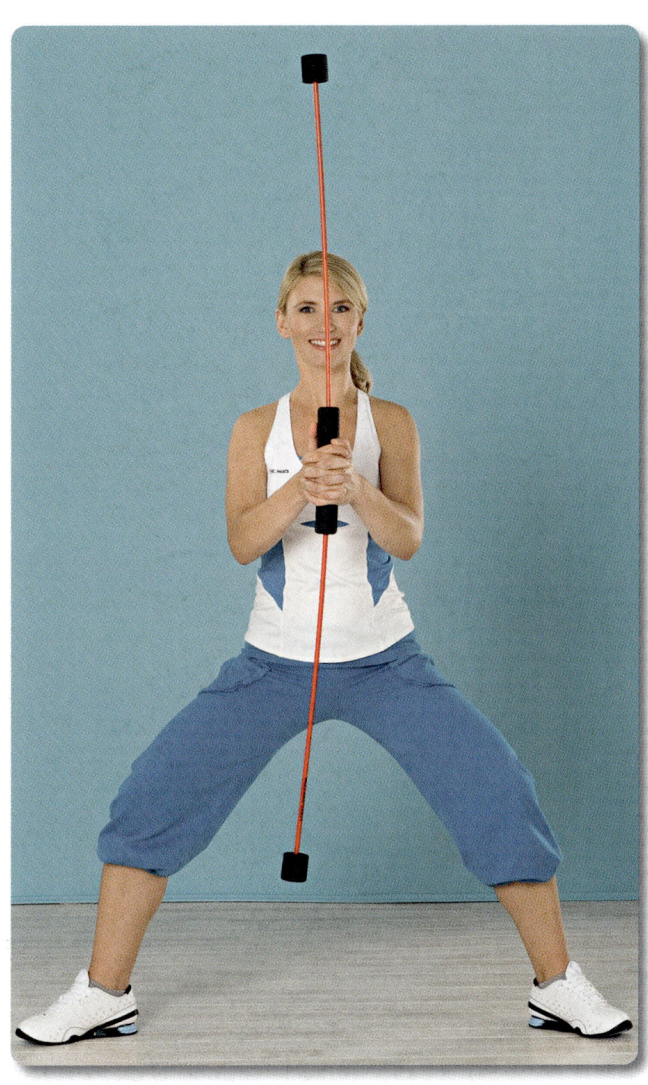

Hüften in Ruheposition

Achten Sie bei diesem Move besonders auf die Hüften. Spannen Sie Bauch, Beine und Po fest an und versuchen Sie, den Unterkörper möglichst ruhig zu halten.

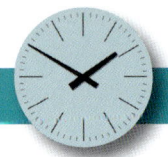

Taillen-Crunch

Dieser Move formt die Taille, stärkt die Bauch- und Beckenboden-
muskeln und trainiert die Balance.

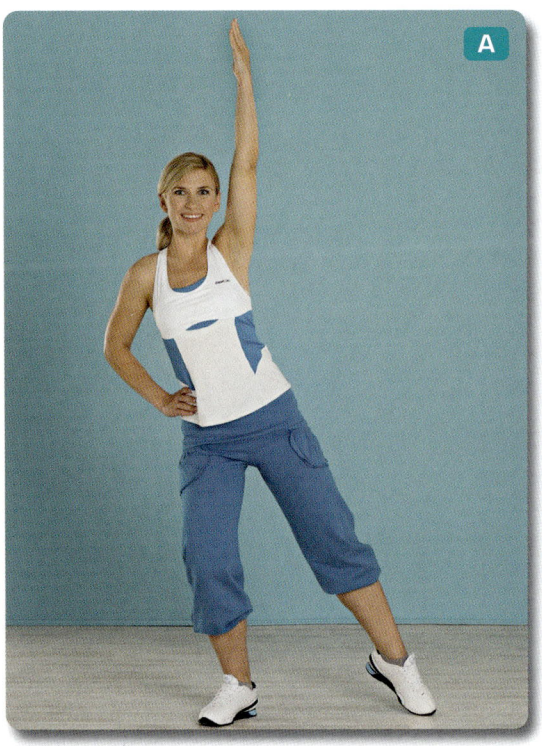

A

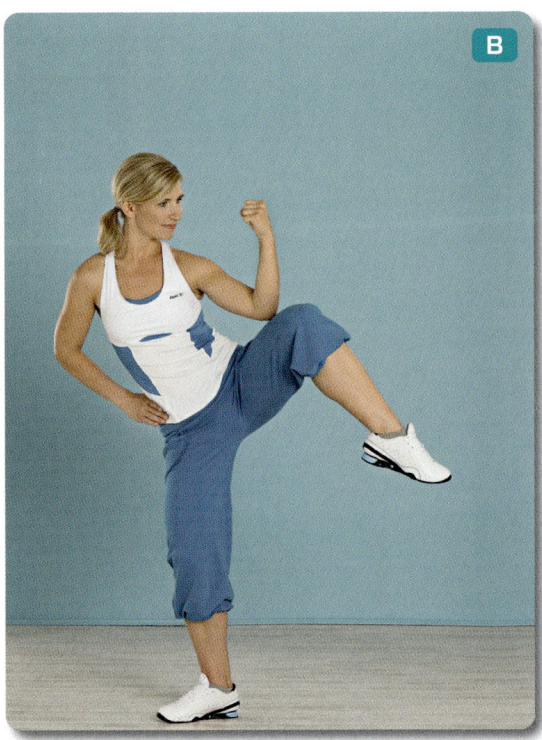

B

So geht's:

- Stellen Sie sich aufrecht hin und aktivieren Sie nun Bauch, Beckenboden und
  Rückenmuskulatur. Grätschen Sie die
  Beine weit, die Knie tief beugen.
- Ziehen Sie die Spitzen der Schulterblätter nach hinten und unten, gleichzeitig
  bewegen Sie die Schulterkugeln weit

auseinander. Schaffen Sie Platz zwischen den Schulterblättern!
- Die rechte Hand an der Taille abstützen,
  den linken Arm nach oben ausstrecken
  und das Gewicht langsam auf das rechte Bein verlagern. Rechtes Knie gebeugt
  halten und das linke Bein durchstrecken,
  bis nur noch die linke Fußspitze den Bo-

den berührt **(A)**. Das rechte Knie und die rechte Fußspitze zeigen nach außen.

- Verlagern Sie jetzt das Gewicht komplett auf das rechte Bein. Das linke Bein beugen und das Knie seitlich auf Taillenhöhe hochziehen. Gleichzeitig den linken Arm beugen und den Ellbogen kraftvoll bis auf Taillenhöhe herunterziehen **(B)**.
- Bein und Arm wieder strecken, Fuß absetzen und nächste Wiederholung anschließen.
- Wiederholen Sie die Bewegung 12- bis 15-mal, dann die Seite wechseln. Machen Sie erst eine Pause, wenn Sie beide Seiten trainiert haben. Dann wiederholen Sie alles 2-mal.

Variante

- Wenn Sie bereits geübt sind, können Sie versuchen, das Bein und den Arm wieder zu strecken, aber nicht mehr vollständig abzusetzen **(V)**.

Knie seitlich anheben

Bei dieser Übung ist es wichtig, dass Sie das Knie seitlich und nicht nach vorn anheben. Nur so erwischen Sie auch den queren Bauchmuskel.

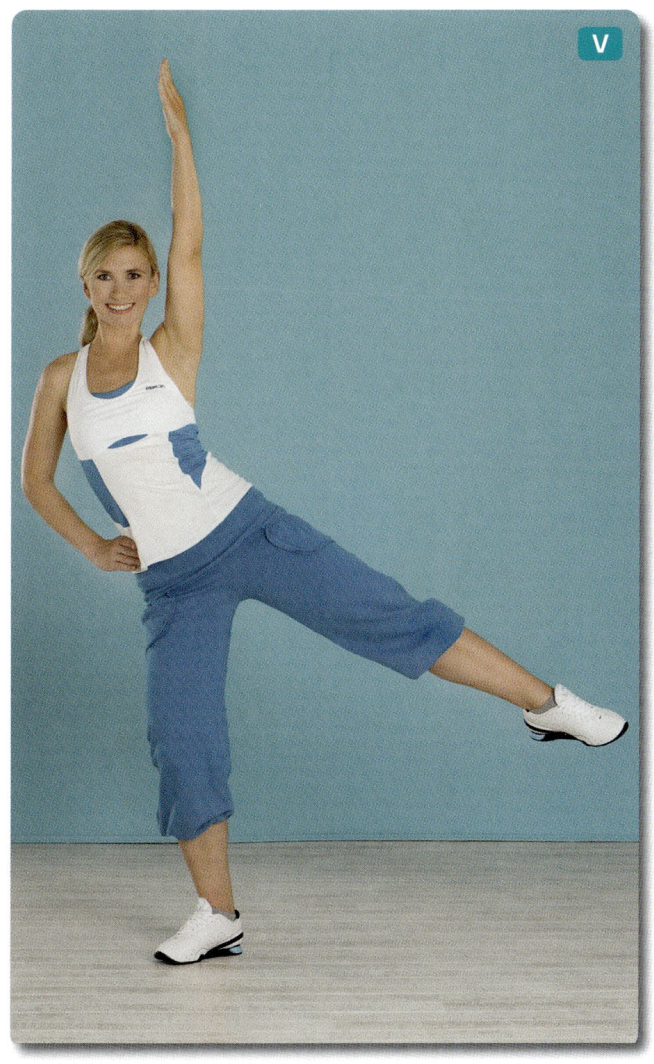

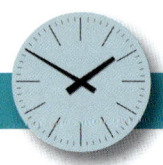

Liegestütz

Der Klassiker trainiert die tiefliegenden Muskelschichten des Rumpfes, die Brustmuskulatur wird intensiv gekräftigt und der Rücken gestärkt.

So geht's:

- Kommen Sie zunächst in den Vierfüßlerstand. Setzen Sie die Handgelenke senkrecht unter den Schultergelenken auf, die Finger zeigen diagonal zueinander.
- Halten Sie den Rücken gerade und den Kopf in Verlängerung der Wirbelsäule. Spannen Sie Bauch und Beckenboden bewusst an. Die Knie faustbreit öffnen und 20 bis 30 Zentimeter hinter der Hüfte aufstellen. Oberkörper und Oberschenkel liegen nun auf einer Ebene.
- Heben Sie die Unterschenkel an und kreuzen Sie die Knöchel. Ihr Körper soll-

te nun auf dem unteren Oberschenkelanteil knapp oberhalb des Knies abgestützt sein. Drücken Sie sich bewusst aus den Schultern heraus nach oben, den Blick zum Boden richten **(A)**.
- Beugen Sie die Ellbogen und senken Sie das Kinn langsam bis knapp über dem Boden ab, der Rücken bleibt dabei vollkommen ruhig und gerade **(B)**.
- Drücken Sie sich langsam beim Ausatmen wieder nach oben. Absolvieren Sie 8 bis 10 Wiederholungen. Für eine Pause setzen Sie den Po auf die Fersen. Dann wiederholen Sie alles 2-mal.

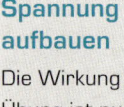

Spannung aufbauen

Die Wirkung dieser Übung ist nur gegeben, wenn Sie die nötige Spannung im Rücken halten können. Wenn Sie sich nicht sicher sind, ob Sie richtig üben, kontrollieren Sie sich vor einem Spiegel: Der Rücken sollte während der gesamten Übung gerade sein, der Kopf in Verlängerung der Wirbelsäule bleiben.

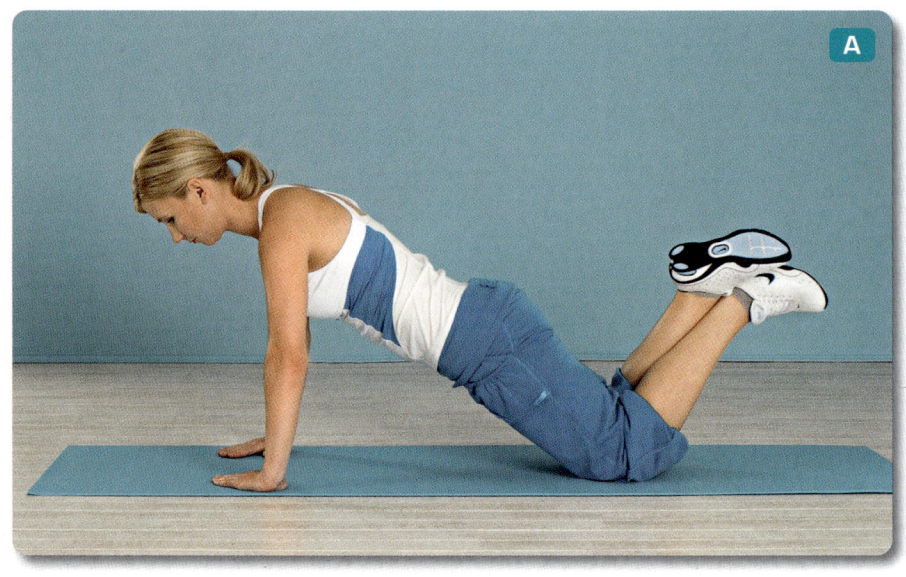

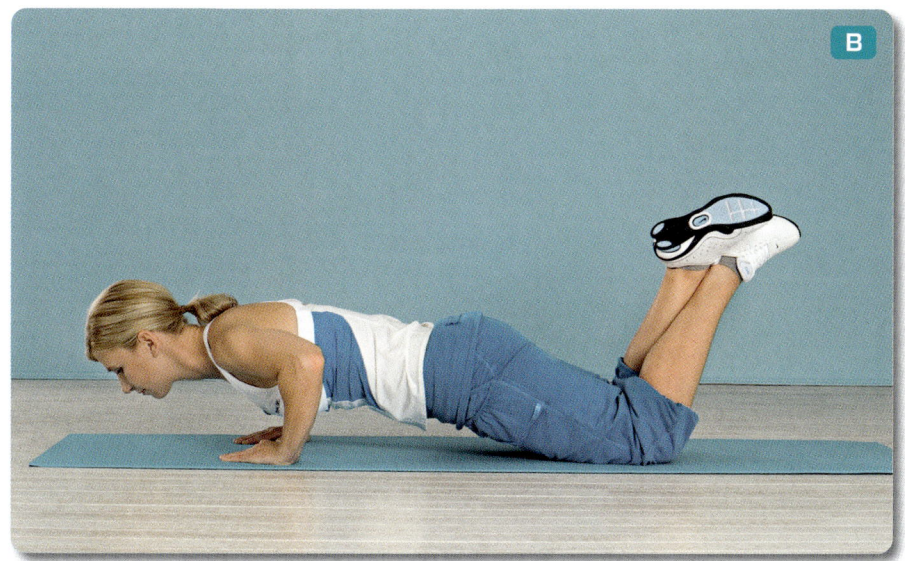

Variante

- Wenn Sie geübt sind, können Sie eine Variante mit dem Ball versuchen. Legen Sie die Unterschenkel auf dem Ball ab und halten Sie Oberkörper und Oberschenkel auf gleicher Ebene. Jetzt die Arme beugen und Oberkörper absenken (V), dann wieder hochdrücken.

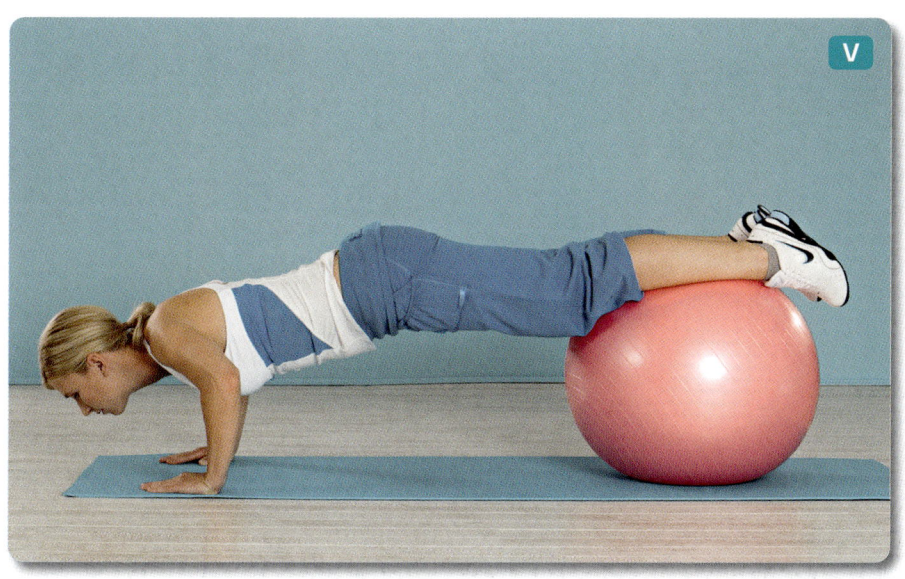

Seiten-Curl

Mit diesem Move formen Sie die Taille und stärken die schräg und quer verlaufende Bauchmuskulatur. Der Beckenboden wird gezielt entlastet.

So geht's:

- Sie liegen in Seitlage auf der rechten Seite. Klemmen Sie sich ein Handtuch zwischen die Knie.
- Kommen Sie nun aus der Seitlage mit dem Oberkörper etwas nach oben, indem Sie sich auf dem rechten Unterarm abstützen. Achten Sie darauf, dass sich der Ellbogen genau senkrecht unter dem Schultergelenk befindet, die linke Hand legen Sie an den Hinterkopf. Lösen Sie nun die Füße vom Boden **(A)**.

- Ziehen Sie nun die Knie zur Brust und rollen Sie dabei über die rechte Gesäßhälfte, die Füße berühren den Boden während der gesamten Übung nicht **(B)**.
- Bewegen Sie sich zurück in die Ausgangsposition, aber legen Sie den Oberkörper bitte nicht mehr ab. Schließen Sie die nächste Wiederholung an, insgesamt 12- bis 15-mal. Gönnen Sie sich dann eine kurze Pause, danach schließen Sie 2 weitere Sätze an.

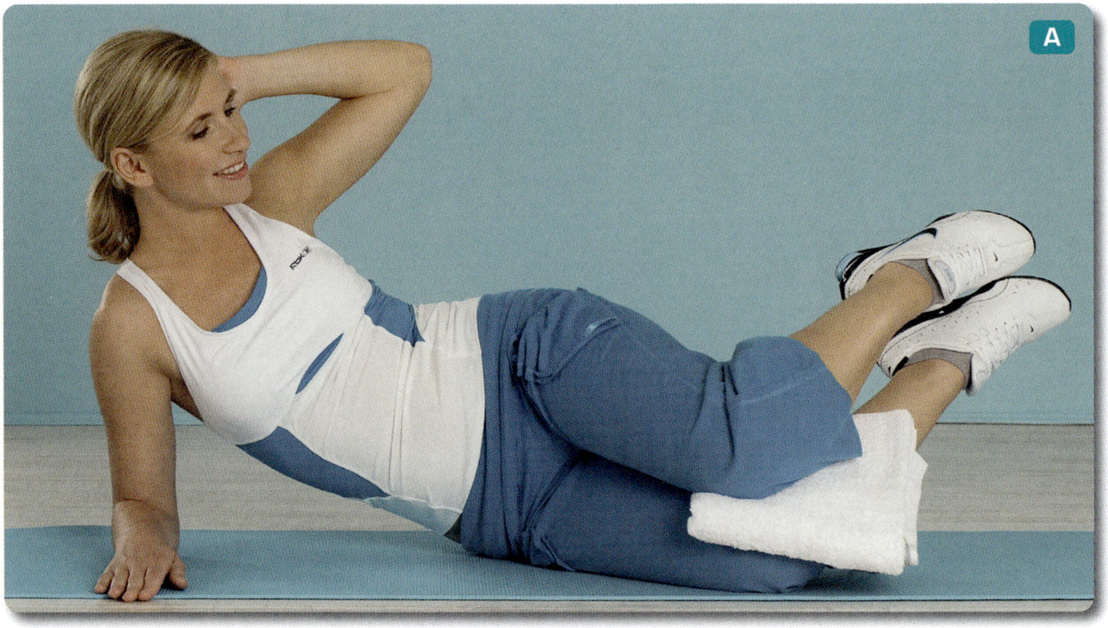

A

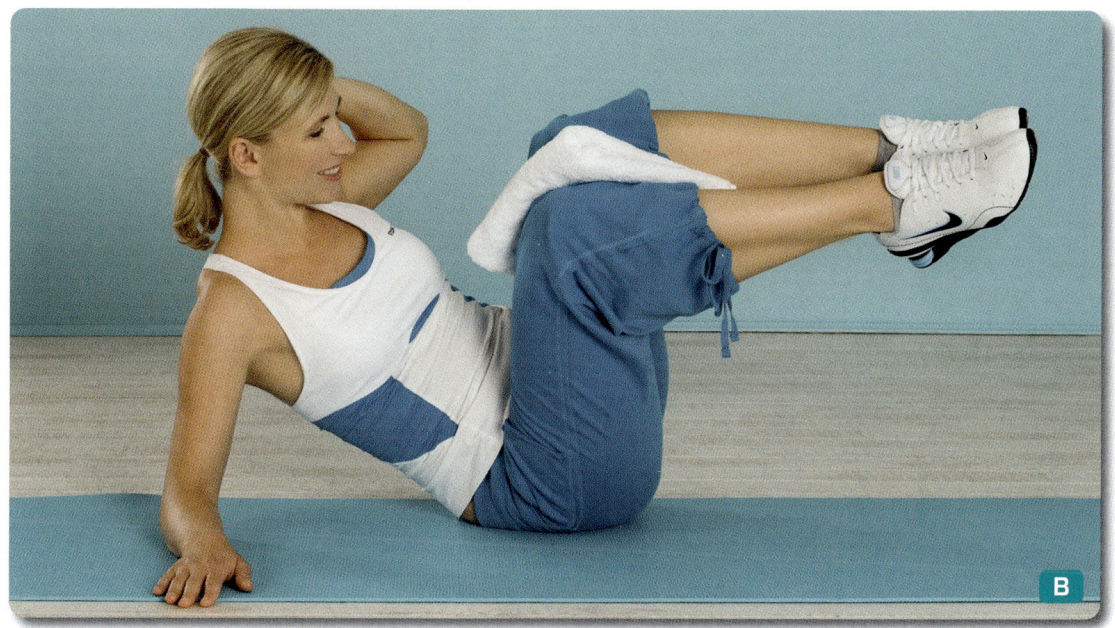

Variante

- Wenn Sie die beschriebene Übung noch
  zu sehr fordert, beginnen Sie mit der folgenden Einsteigervariante:
- Legen Sie sich zunächst auf den Rücken.
  Stellen Sie die Füße flach auf den Boden
  und klemmen Sie sich ein Handtuch
  zwischen die Knie. Lassen Sie die Knie
  geschlossen nach links kippen, die Hände legen Sie an den Hinterkopf.

- Bauch und Beckenboden anspannen,
  Kopf und Schultern leicht vom Boden
  lösen. Ellbogen kippen nach außen.
  Spannen Sie den Bauch noch fester an,
  heben Sie den Oberkörper an, dabei die
  Knie ruhig halten.
- Führen Sie den Oberkörper wieder zu-
  rück, ohne ihn abzulegen — wiederholen
  Sie die Bewegung 12- bis 15-mal und
  absolvieren Sie insgesamt 3 Sätze.

Den Beckenboden entlasten

Bei dieser Übung soll der Beckenboden nicht beansprucht, sondern entlastet
werden. Um das zu erreichen, klemmen Sie sich bitte ein gefaltetes Handtuch
zwischen die Knie. Das führt dazu, dass der Bauch noch intensiver arbeiten
muss — und der Beckenboden hat dabei mal eine Pause.

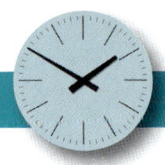
Bauch-Power

Mit dieser Bewegung straffen Sie den Bauch und stärken die Muskulatur des Beckenbodens.

Intensive Anspannung

Spannen Sie bei
diesem Move
den Bauch sehr
bewusst an. So
stellen Sie sicher,
dass die Körper-
mitte und nicht
Arme und Schul-
tern den Haupt-
teil der Bewe-
gung ausführen.

So geht's:

• Kommen Sie in den Vierfüßlerstand, die
Handgelenke befinden sich genau unter
den Schultern, die Knie platzieren Sie
senkrecht unter den Hüftgelenken. Die
Fingerspitzen zeigen nach vorn, der Kopf
bildet die Verlängerung der Wirbelsäule.
• Richten Sie den Blick zum Boden. Die
Fußrücken drücken Sie auf den Boden.
Spannen Sie Bauch und Beckenboden
leicht an. Spannen Sie nun Arme und
Beine so an, als würden Sie Hände und

Knie näher zueinander schieben. Bewe-
gen Sie diese aber nicht von der Stelle.
• Halten Sie diese Spannung und heben
Sie die Knie etwa 20 Zentimeter vom
Boden weg **(Bild)**.
• Halten Sie diese Position 3 bis 5 Atem-
züge lang. Der Rücken bleibt gerade, die
Rumpfmuskulatur gespannt. Lösen Sie
dann die Spannung langsam wieder, und
senken Sie die Knie. Nach einer kurzen
Pause wiederholen Sie den Ablauf. Insge-
samt absolvieren Sie 3 Sätze.

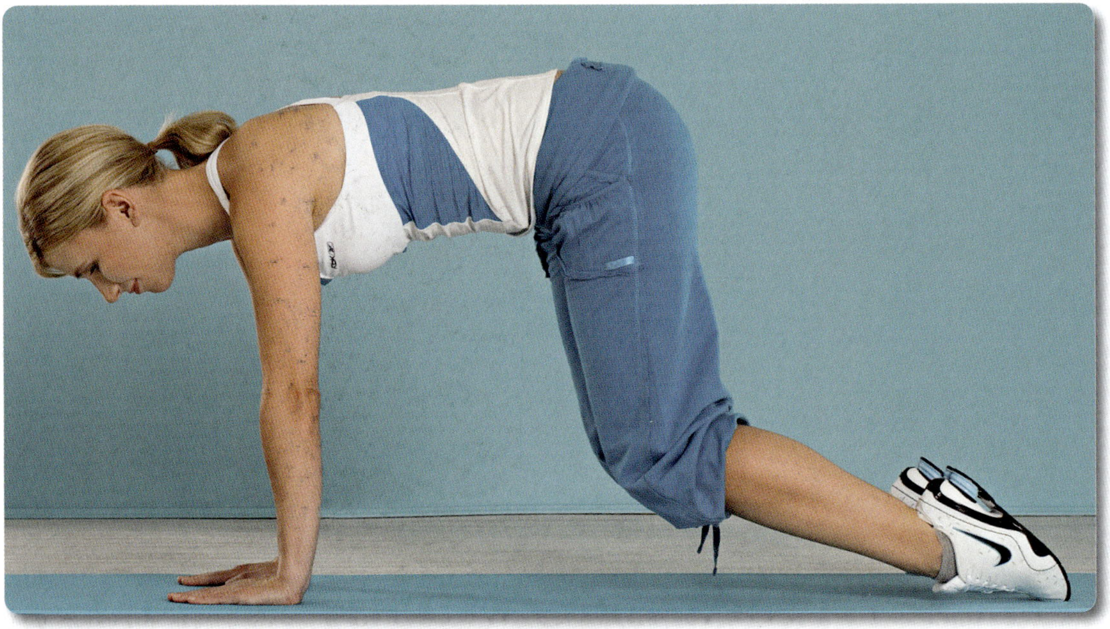

Umkehr-Crunch

Mit dieser Bewegung sprechen Sie die gerade Bauchmuskulatur ganz besonders intensiv an.

So geht's:

- Kommen Sie in die Rückenlage. Winkeln Sie die Beine an und stellen Sie die Füße flach auf den Boden. Dann die Zehenspitzen anziehen.
- Lassen Sie den Nabel nach innen sinken und ziehen Sie ihn in Richtung Rippen nach oben. Den Beckenboden bewusst aktivieren und leicht anspannen, Sitzknochen zueinander ziehen.
- Hände an den Hinterkopf legen und die Ellbogen nach außen kippen lassen. Bauchmuskulatur aktivieren, Kopf und Schultern vom Boden lösen und anheben, so hoch es geht **(A)**.
- Um sich zu steigern, können Sie bei dieser Übung den Hebel verlängern und die Arme hinter dem Kopf strecken, während Sie die Bewegung ausführen.
- Den Oberkörper auf drei Zählzeiten senken, auf eine Zählzeit wieder anheben. Wiederholen Sie das 20- bis 25-mal, dann eine kurze Pause machen und 2 weitere Sätze anschließen.

Variante

Eine weitere Steigerungsmöglichkeit ist das Training auf dem Gymball. Legen Sie sich dabei so auf den Ball, dass Schultern und Kopf nicht mehr auf dem Ball liegen. Achten Sie darauf, dass Ihr Beckenboden angespannt ist. Führen Sie die Übung wie oben beschrieben aus **(V)**.

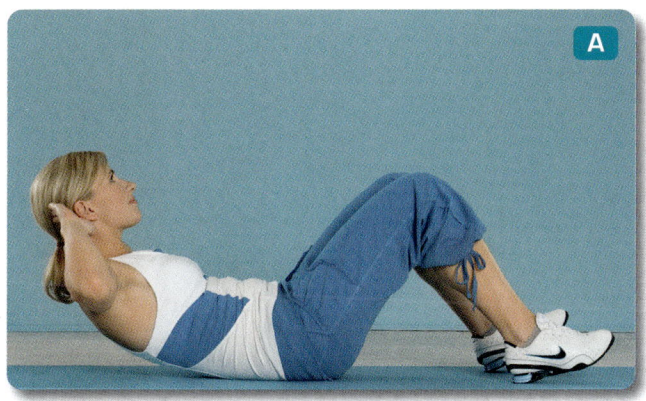

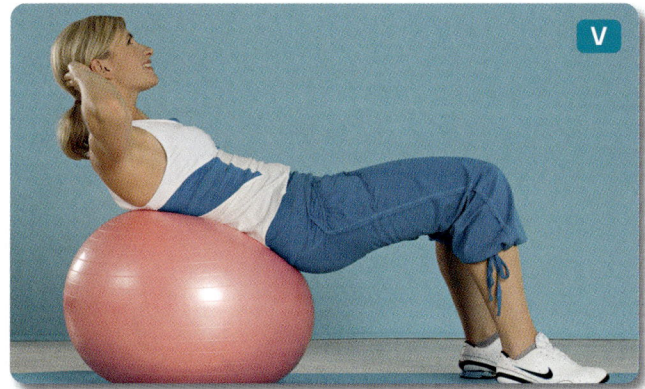

Aktiver Beckenboden

Ist der Beckenboden bei dieser Übung leicht angespannt, können Sie die Bauchmuskeln besser trainieren. Lassen Sie sich also bei der Übungsvorbereitung genug Zeit.

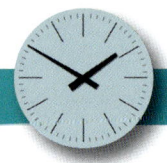

Power-Crunch

Sie trainieren so die quer verlaufende Bauchmuskulatur sowie die geraden Bauchmuskeln und entlasten den Beckenboden.

Aktive Schultern

Die Übung kann ihre Wirkung nur richtig entfalten, wenn Sie sich ganz bewusst aus den Schultern heraus nach oben drücken und so für eine Grundspannung im Rücken sorgen.

So geht's

• Setzen Sie sich aufrecht hin. Richten Sie den Rücken Wirbel für Wirbel auf; der Kopf bildet die Verlängerung der Wirbelsäule, das Steißbein sinkt in den Boden. Beine anwinkeln und Füße flach auf den Boden stellen. Klemmen Sie ein Handtuch zwischen die Knie.

• Richten Sie das Becken auf. Die Schulterblätter nach hinten und unten ziehen.

• Hände hinter dem Körper aufstützen, Ellbogen leicht beugen. Bauch leicht anspannen und den Rücken gerade halten. Dann die Unterschenkel anheben und die Knie zur Brust ziehen. Der Winkel zwischen Ober- und Unterschenkeln beträgt etwa 90 Grad **(Bild)**.

• Ellbogen stärker beugen und den Oberkörper leicht nach hinten neigen, gleichzeitig die Beine gebeugt nach vorn schieben. Beine wieder heranziehen und gleich wiederholen; das Ganze 12- bis 15-mal. Nach einer Pause noch 2 Sätze anschließen.

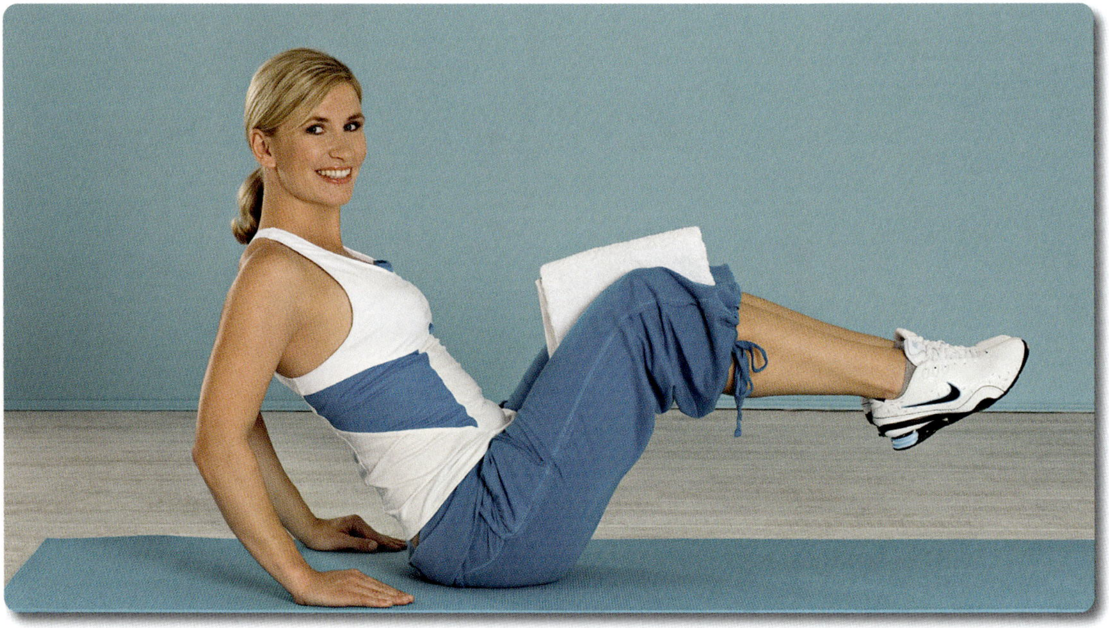

Unterbauch-Crunch

Diese Übung kräftigt und strafft den Unterbauch und entlastet dabei gleichzeitig den Beckenboden.

So geht's

- Legen Sie sich auf den Rücken, die Füße zunächst flach auf den Boden stellen, die Arme liegen neben dem Körper locker auf dem Boden. Kopf, Nacken und Schultern entspannt auf dem Boden liegen lassen.
- Klemmen Sie ein zusammengefaltetes Handtuch zwischen die Knie und heben Sie die Beine gebeugt an. Fußgelenke überkreuzen, den Bauch leicht anspannen und den Blick zur Decke richten.
- Spannen Sie den Unterbauch fester an und heben Sie das Becken zehn Zentimeter vom Boden weg. Achten Sie darauf, ohne Schwung und nur aus der Bauchkraft heraus zu arbeiten; der Oberkörper bewegt sich nicht **(Bild)**.
- Drehen Sie nun das angehobene Becken zunächst nach rechts, dann nach links. Führen Sie diese Bewegung 20-mal im Wechsel durch, ohne das Becken abzulegen. Danach das Becken ablegen und die Knie zur Brust ziehen. Nach einer kurzen Pause schließen Sie noch 2 weitere Sätze an.

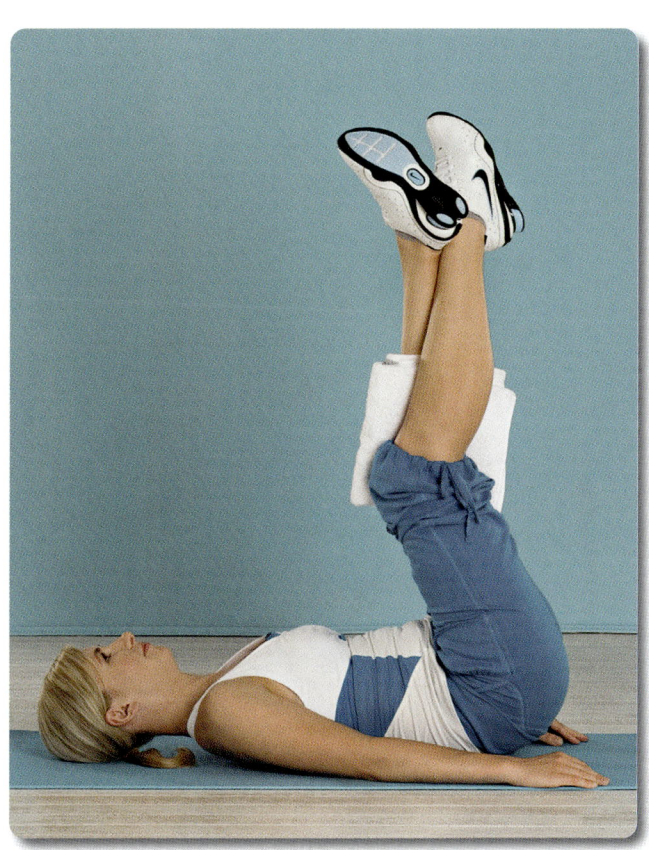

Entspannter Nacken

Achten Sie bei dieser Übung unbedingt darauf, den Nacken und die obere Schulterpartie locker und entspannt auf dem Boden liegen zu lassen.

Becken-Lift

Diese Übung trainiert besonders intensiv die Muskeln an Oberschenkel, Po und Beckenboden.

Länge gewinnen

Die Wirbelsäule sollte bei dieser Bewegung möglichst lang gezogen werden. Lassen Sie also Kopf und Schultern auf dem Boden liegen und heben Sie das Becken maximal 20 Zentimeter an.

So geht's

• Legen Sie sich ganz entspannt auf den Rücken. Die Arme legen Sie locker neben dem Körper ab. Entspannen Sie Hals- und Nackenpartie.

• Legen Sie die Fußsohlen aneinander und ziehen Sie die Fersen auf dem Boden entlang so weit wie möglich zum Körper hin, die Knie kippen locker zu den Seiten. Lassen Sie den Bauchnabel nach innen sinken und ziehen Sie ihn in Richtung der Rippen nach oben.

• Bauen Sie Spannung im Beckenboden und der Bauchmuskulatur auf. Heben Sie dann den Po 10 bis 20 Zentimeter vom Boden weg **(Bild)**. Achten Sie darauf, dass Ihr Nackenbereich während der Übung völlig entspannt bleibt.

• Halten Sie die Position 20 bis 30 Sekunden lang, dann legen Sie den Körper langsam wieder ab. Nach einer kurzen Pause schließen Sie den nächsten Satz an. Insgesamt wiederholen Sie den Ablauf 3-mal.

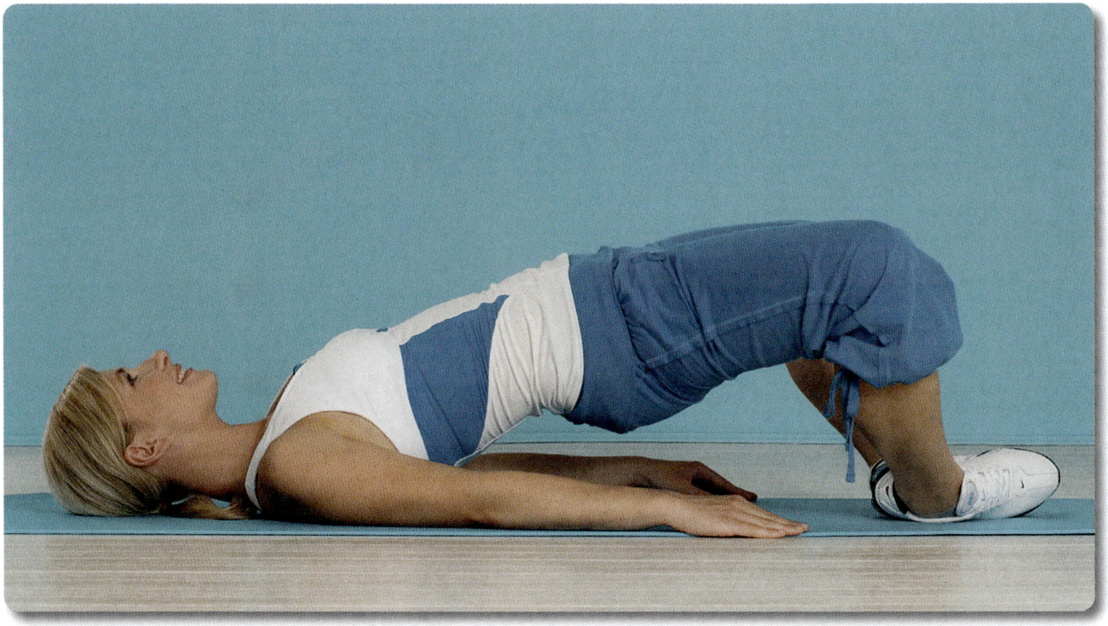

Balance-Curl

Die tiefliegenden Bauchmuskeln und der Beckenboden werden hier gekräftigt, der Rücken stabilisiert.

So geht's

- Knien Sie sich vor den Gymball und legen Sie nacheinander die Unterschenkel auf den Ball. Spannen Sie den Bauch an und halten Sie Oberkörper und Beine auf einer Ebene.
- Richten Sie den Blick zum Boden und halten Sie den Kopf in Verlängerung der Wirbelsäule. Drücken Sie sich aus den Schultern heraus nach oben **(A)**.
- Spannen Sie Bauchmuskeln, Beckenboden und Rücken stärker an, halten Sie die Balance und ziehen Sie die Knie in Richtung Kopf. Gleichzeitig strecken Sie den Po nach oben. Achten Sie darauf, dass Sie dabei den Rücken möglichst gerade halten **(B)**.
- Kommen Sie nun wieder in die Ausgangsposition zurück, und schließen Sie die nächste Wiederholung an. Insgesamt absolvieren Sie die Übung 12- bis 15-mal. Gönnen Sie sich anschließend eine kurze Pause, bevor Sie noch 2 weitere Sätze ausführen. Wer ohne Ball üben möchte, kann die ähnliche Übung Bauch-Power von Seite 48 machen.

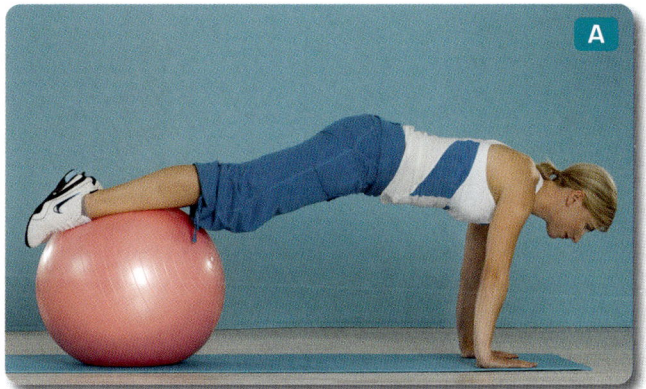

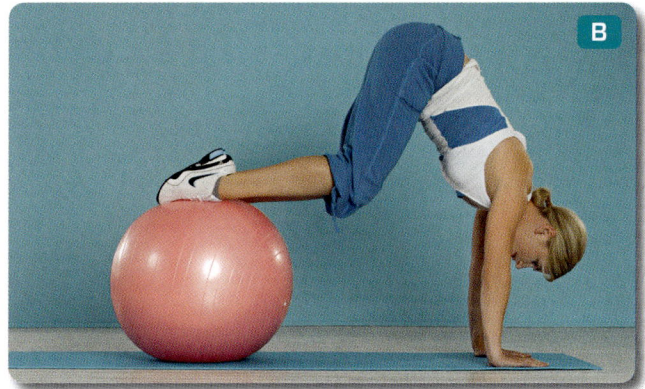

Ruhig atmen

Wenn Sie diese Übung durchführen, sollten Sie sich zuvor einige Minuten Zeit nehmen, um Balance auf dem Ball zu finden. Am besten funktioniert die Übung, wenn Sie sie mit einer ruhigen, gleichmäßigen Atmung verbinden.

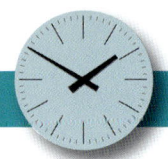
Seitenschwebe

Mit dieser Übung kräftigen Sie die seitlichen und quer verlaufenden Bauchmuskeln, der Rücken wird stabilisiert.

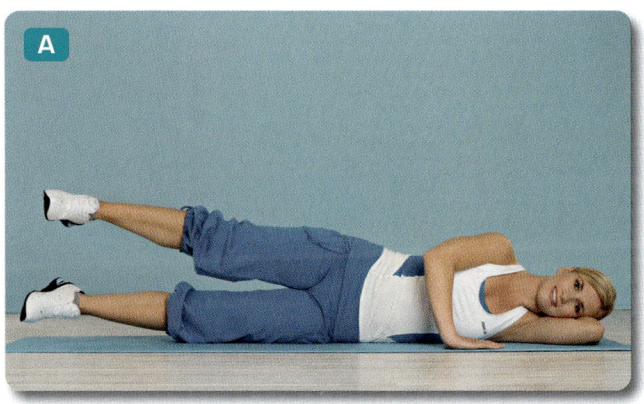

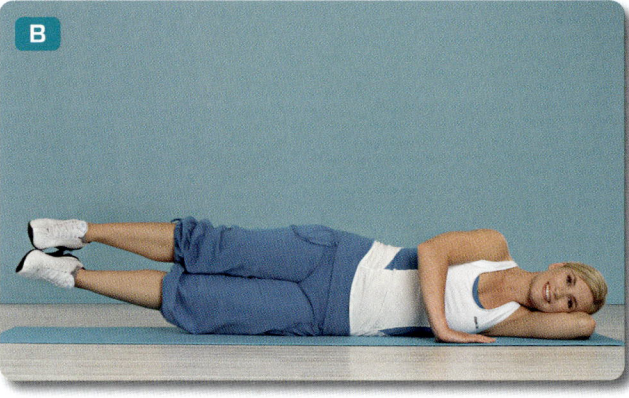

So geht's

- Legen Sie sich auf die linke Seite. Den linken Arm unter dem Kopf anwinkeln und die Beine ausstrecken, bis diese sich mit dem Oberkörper in einer Ebene befinden.
- Stützen Sie die rechte Hand vor dem Körper auf und stabilisieren Sie so Ihre Seitlage. Nacken, Schultern und Kopf sollten nun ganz entspannt sein.
- Heben Sie jetzt zuerst das obere, dann auch das untere Bein ein wenig vom Boden weg, die Beine sind geöffnet und die Fußspitzen zeigen nach vorn **(A)**.
- Halten Sie das obere Bein auf dieser Höhe und führen Sie das linke Bein dazu, bis die Beine geschlossen sind **(B)**. Heben Sie dann beide Beine etwas höher an.
- Senken Sie das untere Bein wieder etwas weiter nach unten ab, aber legen Sie es nicht ab. Schließen Sie 10 bis 12 Wiederholungen an, dann ablegen und eine kurze Pause machen. Machen Sie 3 Sätze auf jeder Seite.

Stabilität finden

Effektiv wird diese Übung erst dann, wenn Sie tatsächlich nur auf der Seite liegen und sich strecken. Damit Sie in dieser Position das Gleichgewicht behalten, ist es unerlässlich, eine Hand vorn vor dem Körper aufzustützen.

Seitstütz

Mit diesem Move stabilisieren Sie Bauch und Rücken, zusätzlich formen Sie die Taille schön schmal.

So geht's

- Legen Sie sich auf die linke Seite. Winkeln Sie die Beine an und ziehen Sie sie leicht nach vorn. Stützen Sie dann den linken Unterarm auf, die Fingerspitzen zeigen nach vorn und die Handfläche liegt auf dem Boden. Drücken Sie sich aus der Schulter heraus nach oben.
- Spannen Sie Bauch und Beckenboden an, der rechte Arm liegt auf dem Körper.
- Erhöhen Sie die Spannung in Bauch und Beckenboden und heben Sie das Becken

an, bis Oberkörper und Oberschenkel auf einer Ebene liegen.
- Sind Sie bereits geübt, können Sie die Übung auch mit gestreckten Beinen ausprobieren. Strecken Sie die Beine dazu in Verlängerung des Oberkörpers aus und halten Sie die Füße übereinander.
- Senken Sie das Becken wieder, ohne es abzulegen. Absolvieren Sie 12 bis 15 Wiederholungen, nach kurzer Pause das nächste Set anschließen. Nach drei Sätzen zur anderen Seite wechseln.

Starke Schultern

Die Übung erfordert viel Power in den Armen und eine starke Schulterpartie. Denken Sie unbedingt daran, sich aus der Schulter heraus nach oben zu drücken. So stellen Sie sicher, dass die Muskulatur und nicht das Gelenk belastet wird.

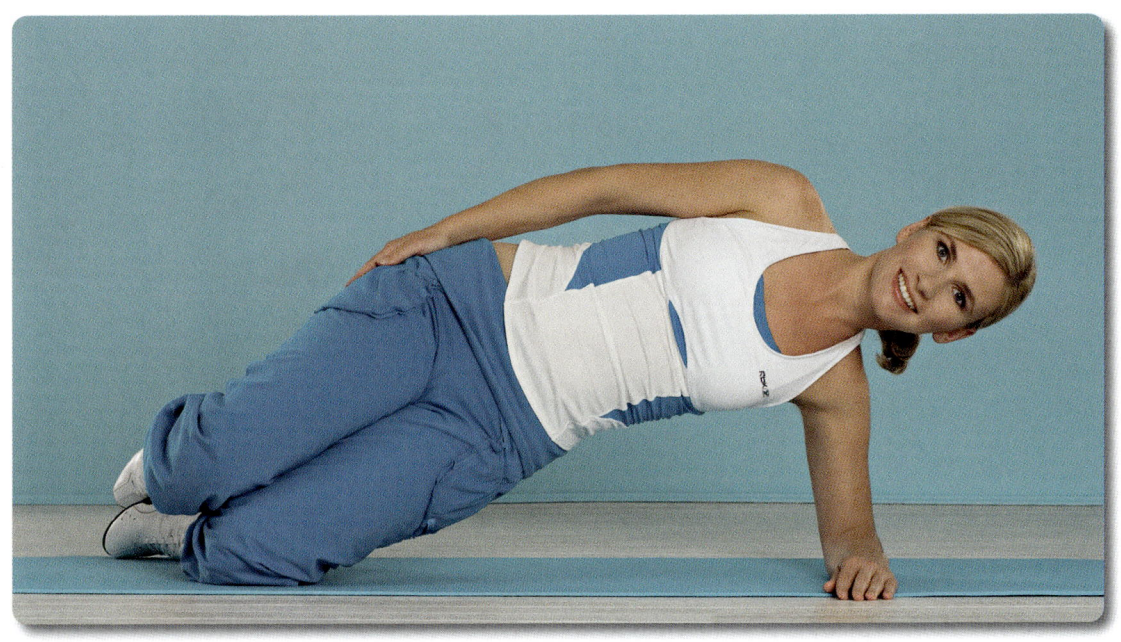

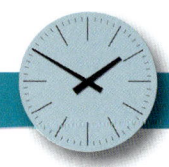
Rückenschwebe

Mit dieser Übung stärken Sie Schultern und Rückenstrecker – egal, ob Sie mit dem Ball oder auf der Matte trainieren.

So geht's

- Legen Sie sich auf den Bauch. Ziehen Sie den Nabel nach innen und zu den Rippen hoch. Halten Sie die Beine geschlossen und spannen Sie den Po leicht an.
- Strecken Sie die Arme nach vorn aus und heben Sie Kopf und Schultern leicht vom Boden weg **(A)**.
- Ziehen Sie die Arme langsam über die Seiten nach hinten über den Po. Halten Sie den Oberkörper über dem Boden.
- Führen Sie die Arme genauso gleichmäßig und langsam wieder nach vorn, dann

die nächste Wiederholung ausführen. 12- bis 15-mal, dann eine kurze Pause und noch 2 Sätze anschließen.

Variante

- Legen Sie sich so mit dem Bauch auf den Ball, dass Kopf und Schultern nicht abgelegt sind, und strecken Sie die Arme nach vorn; Kopf in Verlängerung der Wirbelsäule halten **(V1)**. Arme über die Seiten nach hinten über den Po ziehen **(V2)**. Wieder nach vorn führen und alles wie beschrieben wiederholen.

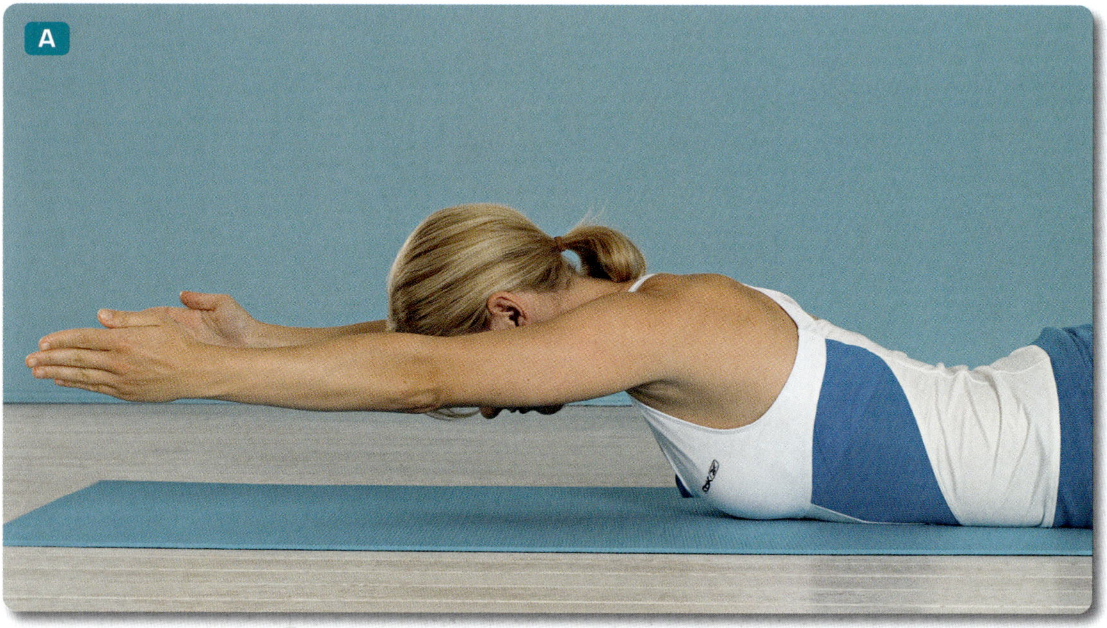

Kräftige Arme

Die Übung entfaltet ihre volle Wirkung, wenn Sie die Arme anspannen und bei der gesamten Bewegung gestreckt halten.

A

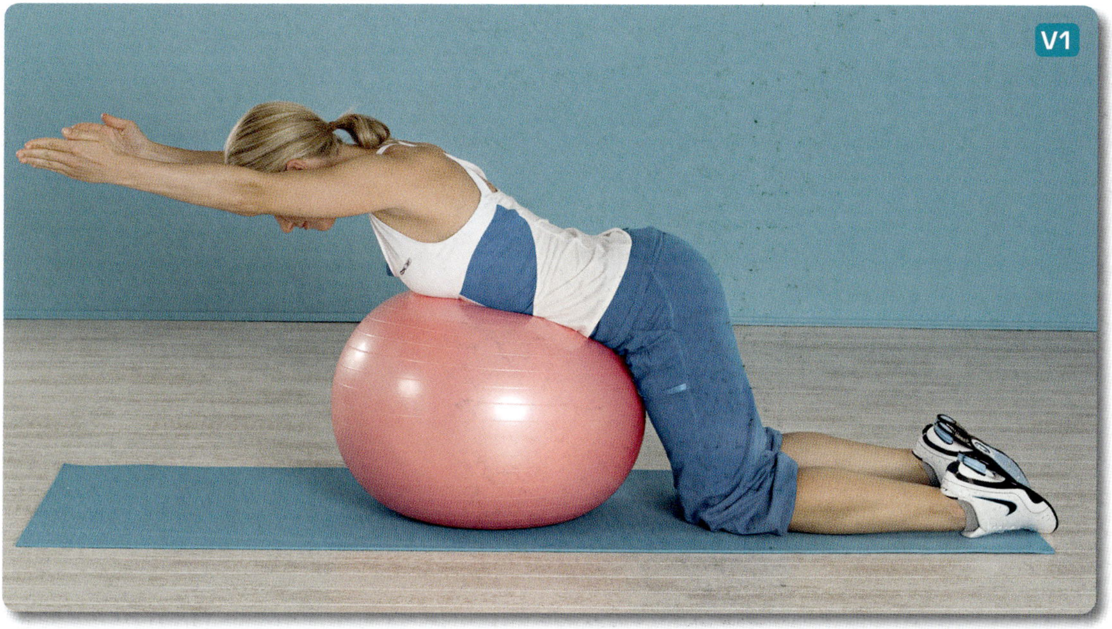
V1

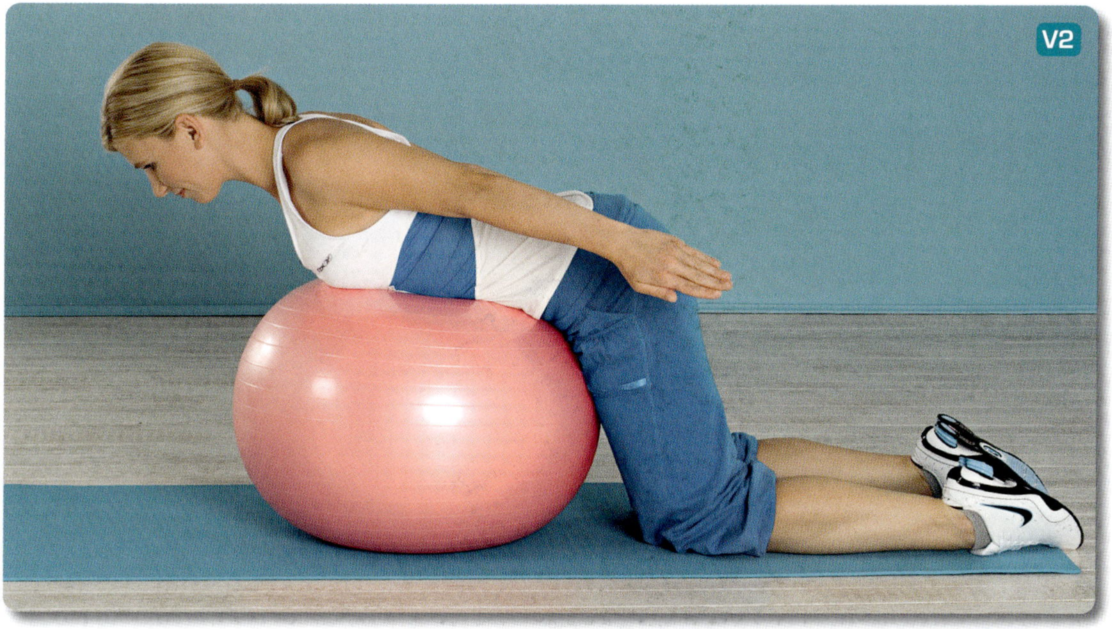
V2

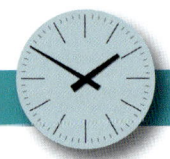

Cool-down

Ihre Muskeln haben richtig gepowert: Jetzt werden sie gründlich gestreckt und gedehnt.

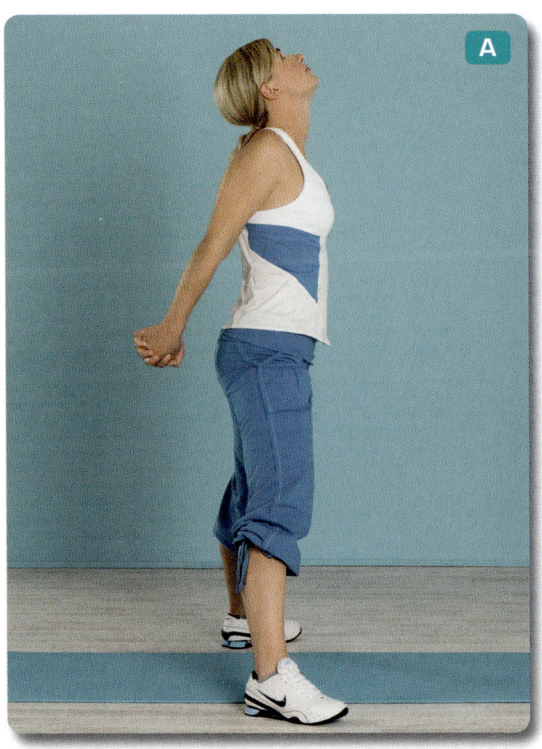

A

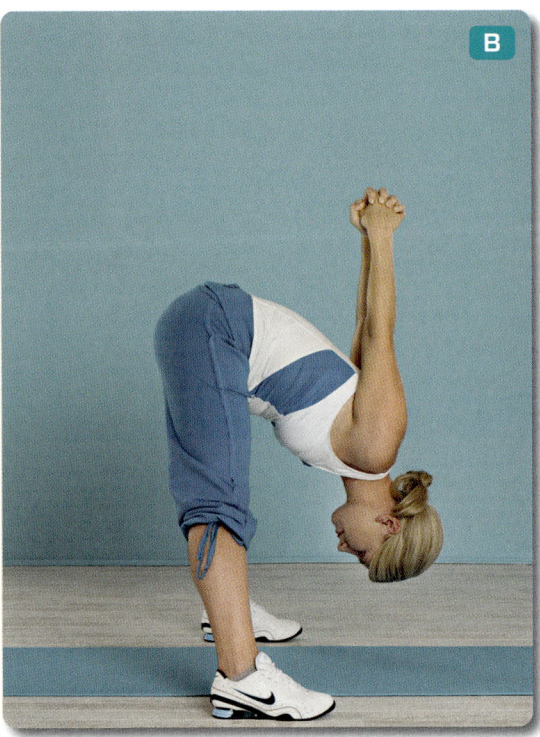

B

Brust- & Schulterstretch

- Stellen Sie sich mit schulterweit gegrätschten Beinen aufrecht hin, der Bauch ist leicht angespannt.
- Führen Sie die Arme hinter den Rücken, verschränken Sie die Finger. Drücken Sie die Hände aneinander, das Brustbein zieht nach oben. Die Arme strecken.

- Den Kopf in den Nacken legen, mit leichtem Hohlkreuz 5 Atemzüge halten (A).
- Den Oberkörper aus der Hüfte heraus gestreckt neigen. Die Arme in der tiefsten Position nach vorne ziehen.
- In dieser Position 3 bis 5 Atemzüge bleiben (B), dann langsam aufrichten und die Haltung lösen.

Bauchdehnung & Beckenbodenrelax

- Legen Sie sich auf den Rücken und schieben Sie sich ein zusammengefaltetes Handtuch unter den Lendenwirbelbereich. Strecken Sie die Arme über den Kopf aus, legen Sie die Beine entspannt ab und lassen Sie die Füße locker zu den Seiten fallen **(Bild)**.
- Atmen Sie ganz entspannt 3 bis 4 Atemzüge lang in den Bauchraum und konzentrieren Sie sich darauf, den Beckenboden zu entspannen.
- Atmen Sie dann 3 bis 4 Atemzüge lang in den Brustkorb und spüren Sie die Dehnung in der Bauchmuskulatur.

- Lassen Sie dann die Kontrolle über die Atmung los und bleiben Sie noch einige Atemzüge lang entspannt liegen, bevor Sie das Training beenden.

Dehnen und genießen

Die Dehnübungen werden nicht wie alle anderen Übungen in 3 Sätzen wiederholt, sondern, wie in der jeweiligen Anleitung angegeben, einige Atemzüge lang gehalten. Achten Sie darauf, dass Sie die Muskeln an Rücken, Bauch und Beckenboden bei diesen Übungen ganz bewusst dehnen.

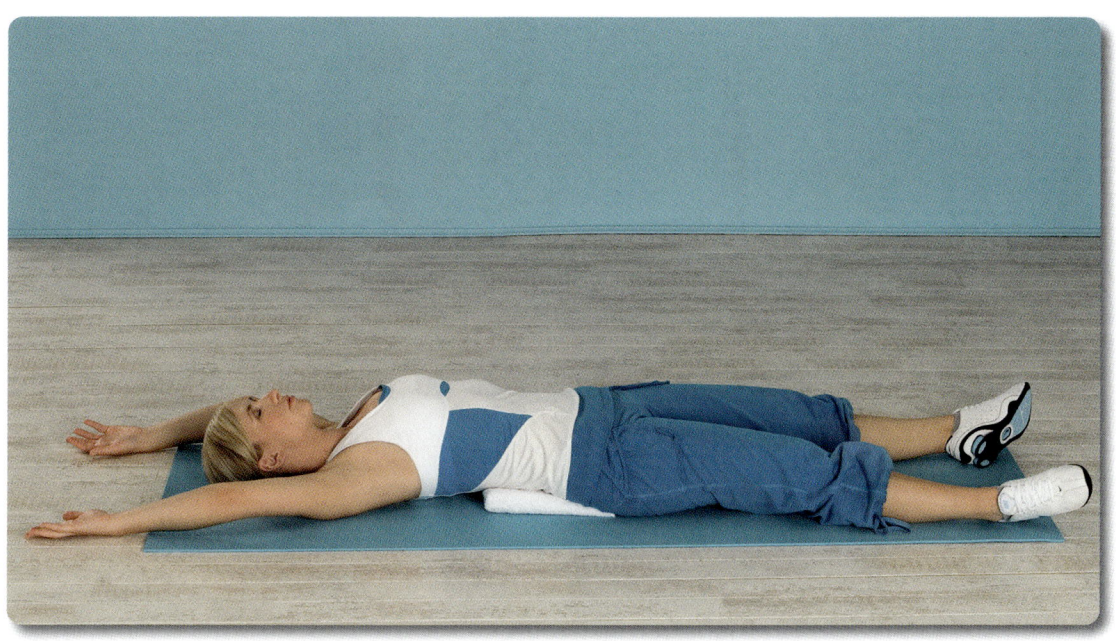

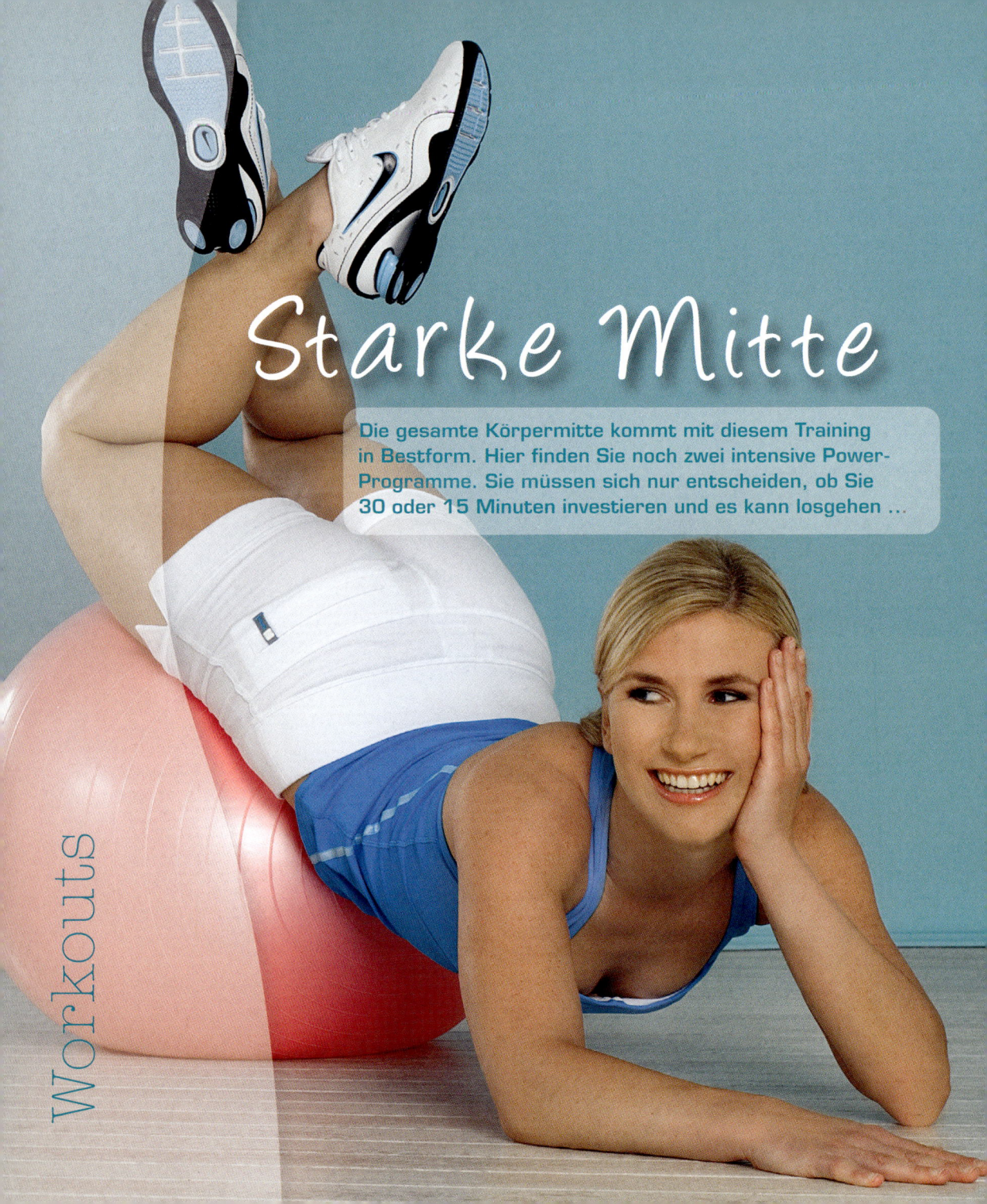

Starke Mitte

Die gesamte Körpermitte kommt mit diesem Training in Bestform. Hier finden Sie noch zwei intensive Power-Programme. Sie müssen sich nur entscheiden, ob Sie 30 oder 15 Minuten investieren und es kann losgehen ...

Workouts

Trainings-Push: 30 Minuten, die formen und in die Tiefe gehen

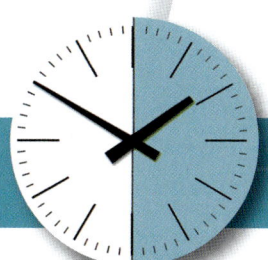

Schnell und gründlich üben – und der Lohn: sexy aussehen und schöne Muskeln bekommen! Dieses Programm bringt Sie rasch weiter.

Haltung bewahren: 15 Minuten für einen gesunden Rücken und starke Bauchmuskeln

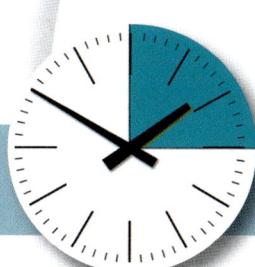

Mit diesem kurzen Trainingsprogramm stärken Sie Ihre Körpermitte und verbessern Ihre Haltung im Eiltempo.

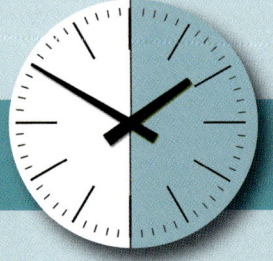

Trainings-Push: 30 Minuten, die formen und in die Tiefe gehen

Ein Programm, das man Ihnen ansehen wird: Wenn Sie regelmäßig 30 Minuten lang powern, werden Sie schon nach kurzer Zeit mehrere Erfolge feiern: Sie sehen sexy aus, Sie fühlen sich vitaler und Sie sind gewappnet gegen Rückenschmerzen & Co.

Taillen-Twist

Mit dieser Übung stärken Sie die Muskeln an Rücken und Schultern – und stabilisieren den Rumpf.

So geht's

- Stellen Sie sich aufrecht hin, die Füße sind etwa hüftbreit geöffnet, Knie und Zehenspitzen zeigen nach vorn. Beugen Sie die Knie leicht und verlagern Sie das Gewicht auf die Fersen – ein Zeichen, dass Sie es richtig machen: Sie können die Zehenspitzen in dieser Position anheben, ohne das Gleichgewicht zu verlieren.
- Bauch und Beckenboden anspannen, die Rückenmuskulatur aktivieren. Halten Sie den Kopf in Verlängerung der Wirbelsäule, lassen Sie das Steißbein sinken.
- Heben Sie nun die Arme gestreckt nach oben, die Oberarme befinden sich neben den Ohren. Die Schulterblätter leicht nach hinten-unten ziehen. Neigen Sie den Oberkörper aus der Hüfte heraus gerade nach vorn, schieben Sie den Po nach hinten. Der Rücken bleibt gerade.
- Fixieren Sie bewusst Hüften und Unterkörper, und drehen Sie den Oberkörper aus der Taille heraus nach rechts (A). Bewegen Sie sich zurück zur Mitte, dann den Körper zur anderen Seite »twisten«.
- Wiederholen Sie die Übung 12- bis 15-mal im Wechsel, dann nach einer kurzen Pause den gesamten Satz noch 2-mal.

Variante

- Führen Sie die Übung mit dem Flexi-Bar aus, den Sie in beiden Händen halten und schwingen (V).

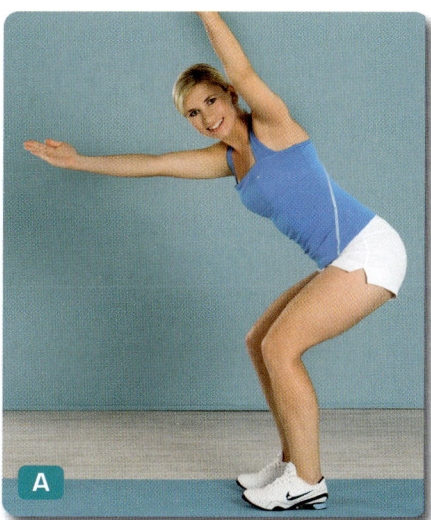

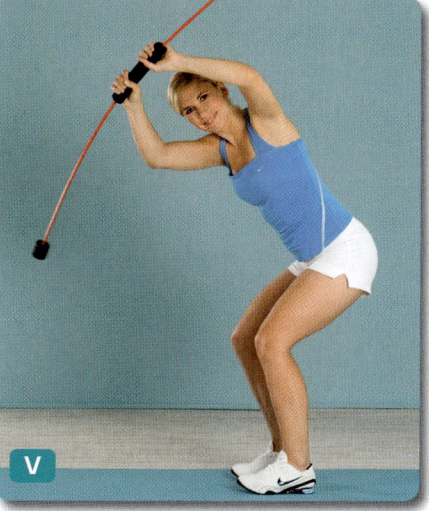

Hüften & Knie im Blick

Achten Sie bei dieser Übung sehr aufmerksam darauf, dass Sie die Hüften stets nach vorn ausrichten, auch wenn Sie den Oberkörper zur Seite drehen. Die Knie sollten sich stets auf gleicher Höhe nebeneinander befinden.

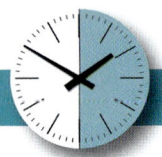
Body-Brücke

Dieser Move stärkt die gesamte Rumpfmuskulatur, trainiert Bauch und Rücken und schult die Körperspannung.

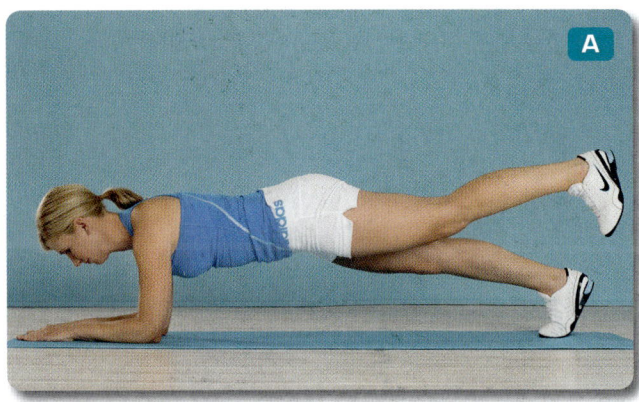

A

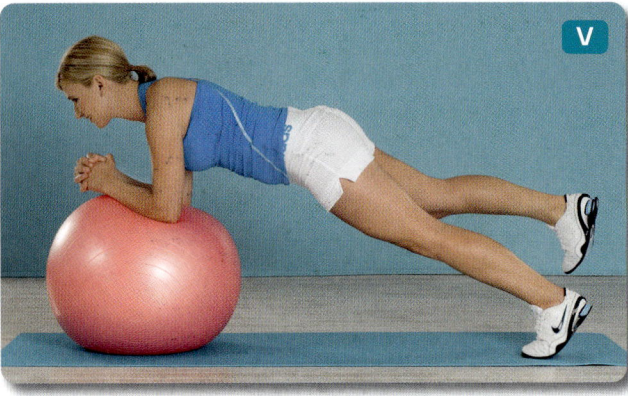

V

So geht's

- Stützen Sie sich auf den Unterarmen ab und setzen Sie die Ellbogen senkrecht unter den Schultergelenken auf. Die Unterarme richten Sie nach vorn aus, die Hände liegen flach auf dem Boden.
- Strecken Sie die Beine nach hinten aus und stellen Sie sich auf die Zehenspitzen. Oberkörper und Beine befinden sich auf einer Ebene. Ziehen Sie den Nabel nach innen und in Richtung der Rippen hoch und drücken Sie sich betont aus den Schultern heraus nach oben. Richten Sie den Blick zum Boden.
- Verlagern Sie das Gewicht nun auf das rechte Bein und heben Sie das linke Bein langsam an. Die Zehenspitzen des linken Fußes zeigen zum Boden **(A)**.
- Halten Sie das Bein kurz oben, dann abstellen und das andere Bein anheben. Absolvieren Sie das langsam 10- bis 12-mal im Wechsel, dann eine kurze Pause einlegen und den nächsten Satz durchführen. Insgesamt üben Sie 3 Sätze.

Variante

Intensiver ist die Übung mit dem Gymball: Legen Sie die Unterarme auf den Ball und strecken Sie den Körper wieder. Auch hier aus den Schultern heraus hochdrücken. Dann heben Sie das rechte Bein an **(V)**. Führen Sie die Übung genau wie die Grundversion durch.

Den Rücken aktivieren

Achten Sie darauf, dass die Rückenmuskulatur gespannt und der Rücken gerade bleibt – das schont die Wirbelsäule.

Seitenstabil

Diese Übung stärkt die seitlichen Bauchmuskeln, den quer verlaufenden Bauchmuskel sowie die Muskulatur des Beckenbodens und des Rückens.

So geht's

- Stützen Sie sich auf dem rechten Unterarm ab und positionieren Sie den Ellbogen senkrecht unter der Schulter. Der Unterarm liegt auf dem Boden, die Fingerspitzen zeigen nach vorn. Strecken Sie die Beine so aus, dass Oberkörper und Beine auf einer Linie liegen.
- Spannen Sie Bauch, Beckenboden und Rücken fest an und heben Sie das Becken an, bis Oberkörper und Beine eine Linie bilden. Der Kopf stellt in dieser Position die Verlängerung der Wirbelsäule dar. Legen Sie den linken Arm locker auf dem Körper ab.
- Strecken Sie dann für 10 bis 20 Sekunden das linke Bein nach oben, den linken Arm ebenfalls **(Bild)**.
- Lösen Sie die Position langsam. Nach einer kurzen Pause schließen Sie den nächsten Satz an. Insgesamt führen Sie die Übung 3-mal aus, danach wiederholen Sie das Ganze noch 3-mal zur anderen Seite.

Spannung aufbauen

Achten Sie darauf, in der angehobenen Position viel Körperspannung aufzubauen. So arbeiten Ihre Muskeln – und entlasten damit Ihre Wirbelsäule.

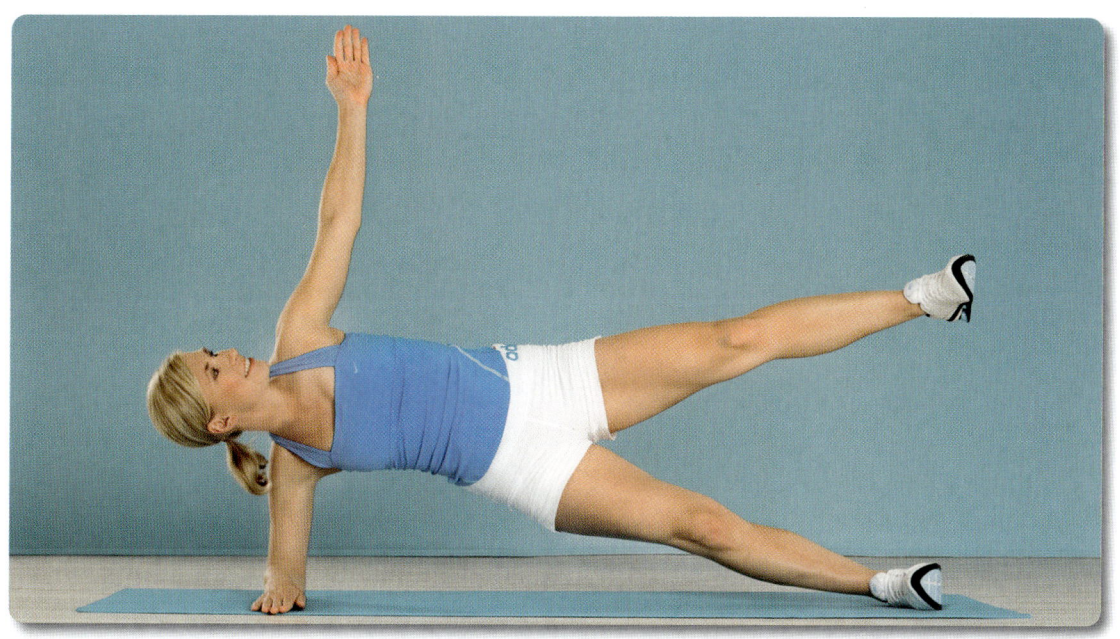

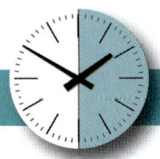

Becken-Power

Dieser Move stärkt den Beckenboden, den Bauch, die hinteren Oberschenkel und den Po.

Die Schultern locker lassen

Versuchen Sie, auch in der Endposition dieser Übung die Schultern entspannt auf dem Boden liegen zu lassen.

So geht's

- Legen Sie sich auf den Rücken und winkeln Sie die Beine an. Die Füße stehen flach auf dem Boden, den Kopf halten Sie in Verlängerung der Wirbelsäule. Den Nabel nach innen sinken lassen und zu den Rippen hochziehen, Bauch leicht anspannen.
- Aus der Beinmuskulatur heraus heben Sie nun das Becken etwa 20 Zentimeter vom Boden weg, die Arme bleiben locker neben dem Körper liegen.

- Verlagern Sie das Gewicht auf das rechte Bein und lösen Sie den linken Fuß vom Boden. Nun das gebeugte Bein langsam anheben **(A)**.
- Stellen Sie den Fuß wieder ab. Danach verlagern Sie Ihr Gewicht und heben jetzt das andere Bein — natürlich auch gebeugt — an.
- Heben Sie die Beine auf die beschriebene Art 15- bis 20-mal im Wechsel, dann senken Sie das Becken wieder und machen eine kurze Pause. Danach schlie-

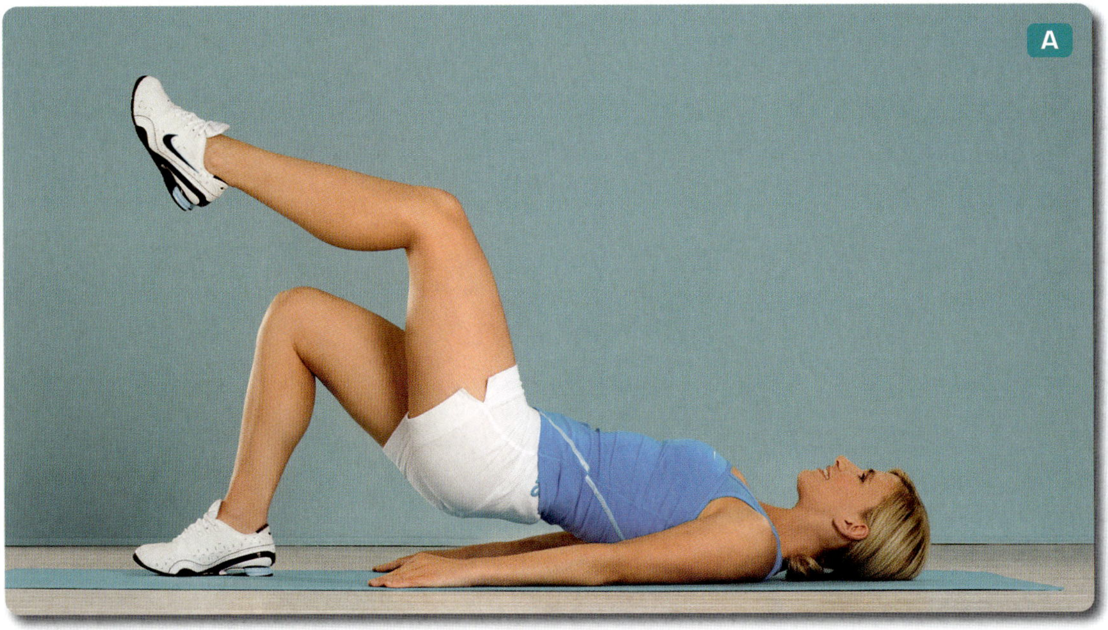

A

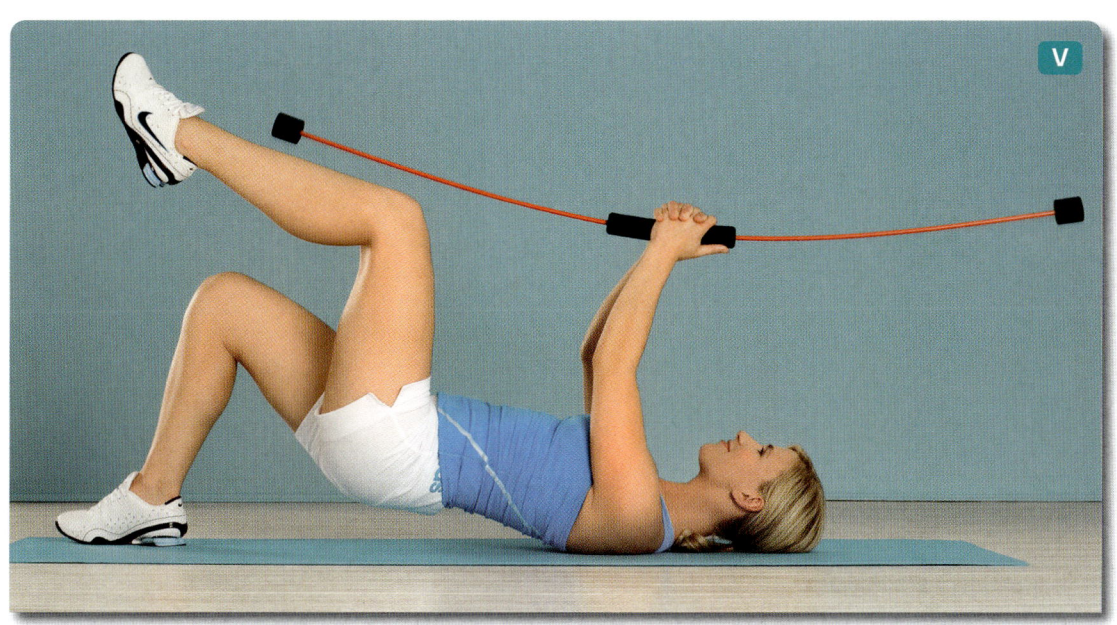

ßen Sie den nächsten Satz an. Insgesamt führen Sie 3 Sätze aus.

Variante

Wenn Sie die Anforderungen steigern
möchten, gelingt Ihnen das mit dieser
Variante: Führen Sie die Übung mit dem
Flexi-Bar durch. Dazu halten Sie den
Flexi-Bar mit verschränkten Händen
parallel zur Körperachse über sich und
schwingen ihn während der gesamten
Übung nach oben und unten **(V)**.

Konzentriert bleiben

Diese Übung trainiert auch Ihre
Konzentration: Bleiben Sie mit
Ihrer Aufmerksamkeit beim
Training, fokussieren Sie sich auf
die Bewegungen, spüren Sie, wie
Ihr gesamter Körper an dieser
Übung beteiligt ist. So gelingt es
Ihnen viel einfacher, Balance und
Körperspannung zu halten.

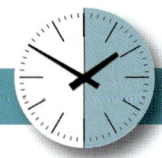

Ballwippe

Sie mobilisieren mit diesem Move die Wirbelsäule, stabilisieren den Bauch und den Rücken.

Langsam arbeiten

Diese Übung entfaltet nur den gewünschten Effekt, wenn Sie sehr langsam arbeiten. Vor allem für das umgekehrte Abrollen des Rückens sollten Sie sich Zeit lassen.

So geht's

- Legen Sie sich auf den Rücken. Kopf und Nacken berühren den Boden ebenfalls und bleiben dabei ganz locker. Auch Ihre Arme liegen entspannt neben Ihrem Körper.
- Klemmen Sie den Gymball zwischen die Füße und strecken Sie die Beine mit Ball nach oben aus. Lassen Sie den Nabel nach innen sinken, die Bauchmuskeln sind leicht angespannt. Den Blick richten Sie zur Decke.
- Führen Sie nun die Füße mit dem Gym-Ball langsam und kontrolliert nach hinten über den Kopf und rollen Sie die Wirbelsäule Wirbel für Wirbel auf, bis nur noch Schulterblätter und Kopf den Boden berühren **(Bild)**. Rollen Sie nun die Wirbelsäule im Zeitlupentempo wieder zurück auf den Boden.
- Absolvieren Sie diesen Bewegungsablauf 8- bis 10-mal, dann legen Sie eine kurze Pause ein. Danach wiederholen Sie das Ganze 2-mal.

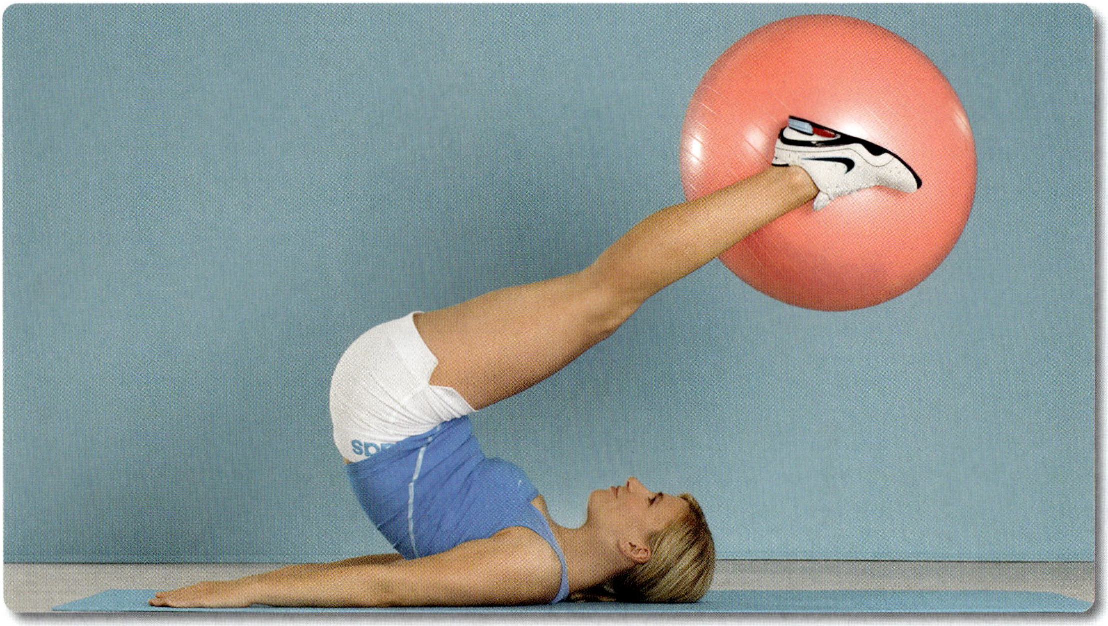

Rücken-Push

Diese klassische Halteübung kräftigt Rücken, Po und Beckenboden gleichermaßen. Ein zusätzlicher Effekt ist die Hüftdehnung.

So geht's

- Setzen Sie sich aufrecht auf den Boden. Winkeln Sie die Beine an und richten Sie die Wirbelsäule auf. Stellen Sie sich vor, dass Ihr Steißbein in den Boden hinein-ziehen möchte, Ihr Scheitel nach oben wächst — also die Wirbelsäule lang wird.
- Stellen Sie die Hände etwa 30 Zentime-ter hinter dem Po auf, die Finger zeigen zum Körper hin. Drücken Sie sich aus den Schultern heraus nach oben, der Rücken bleibt gerade. Den Nabel nach innen ziehen, das Brustbein aufrichten.
- Drücken Sie die Füße fester in den Boden und heben Sie die Hüfte langsam und oh-ne Schwung an, so hoch es geht. Den Kopf dabei leicht in den Nacken nehmen. Oberkörper und Oberschenkel sollten nun eine horizontale Linie bilden **(Bild)**.
- Halten Sie die höchste Position 20 bis 30 Sekunden lang, dann lösen Sie die Position und setzen den Po kurz ab. Ins-gesamt 3-mal ausführen. Zwischen-durch machen Sie jeweils kurze Pausen.

Spannung!

Beim Heben des Beckens halten Sie den Kopf in Verlän-gerung der Wirbel-säule und spannen den Bauch leicht an.

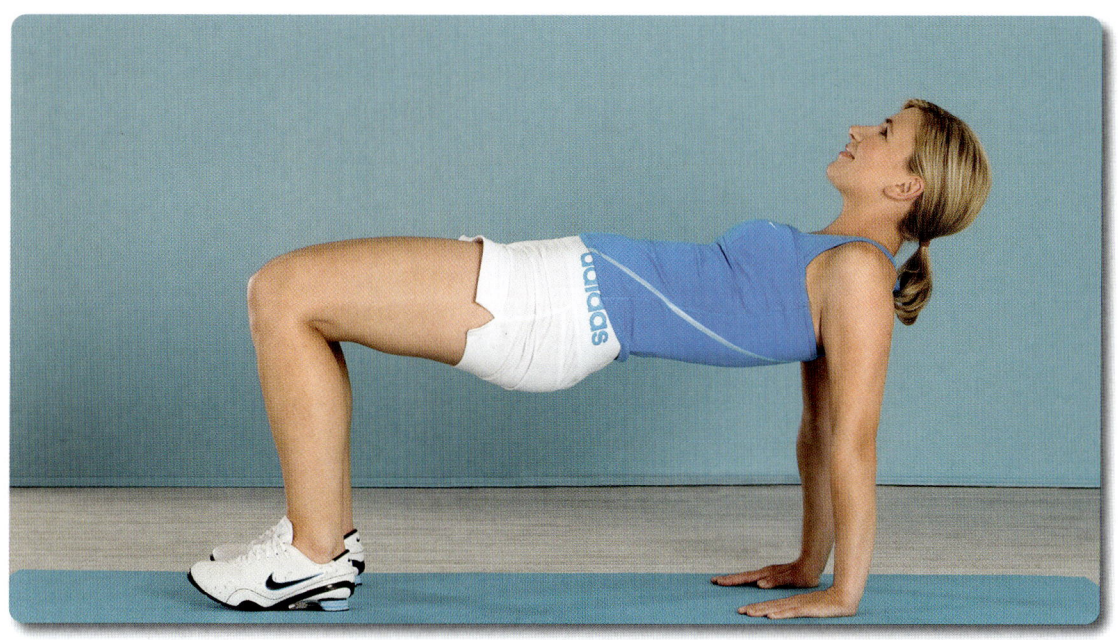

Seiten-Crunch

Mit dieser Bewegung formen Sie die Taille und trainieren die seitlichen Bauchmuskeln.

So geht's

- Legen Sie sich auf die rechte Seite. Halten Sie Beine und Oberkörper zunächst in einer Linie. Nun den linken Arm nach vorn strecken, die Handfläche zeigt nach oben.
- Legen Sie dann das obere Bein vor dem linken Bein auf dem Boden ab, dabei beide Beine gestreckt halten.
- Strecken Sie den rechten Arm in Richtung Hüfte knapp über dem Körper aus, dabei die Handfläche nach oben drehen und den Kopf leicht anheben.
- Ziehen Sie den Nabel nach innen und die Rippen in Richtung der Hüftknochen, dabei den Oberkörper anheben: Crunchen Sie die Taille (A).
- Insgesamt 15. bis 20-mal, dann Pause machen und nächsten Satz anschließen. Beide Seiten trainieren.

Variante

- Um die Übung zu intensivieren, können Sie sie auf einem Gymball ausführen. Legen Sie sich dazu mit der linken Körperseite auf den Ball, die linke Hand liegt am Hinterkopf. Die Beine strecken Sie wie eben beschrieben aus (V1).

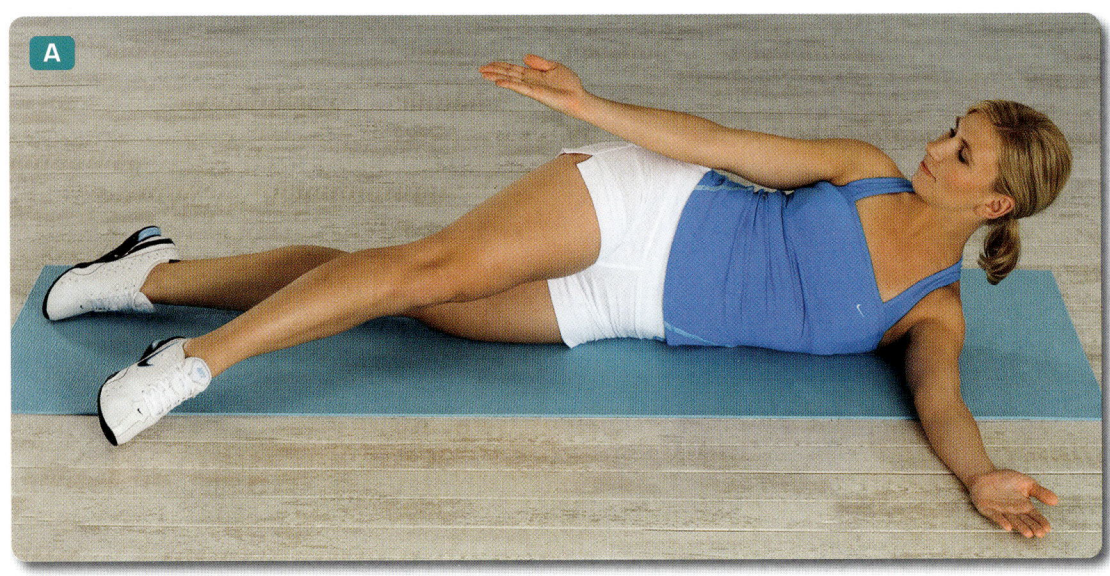

A

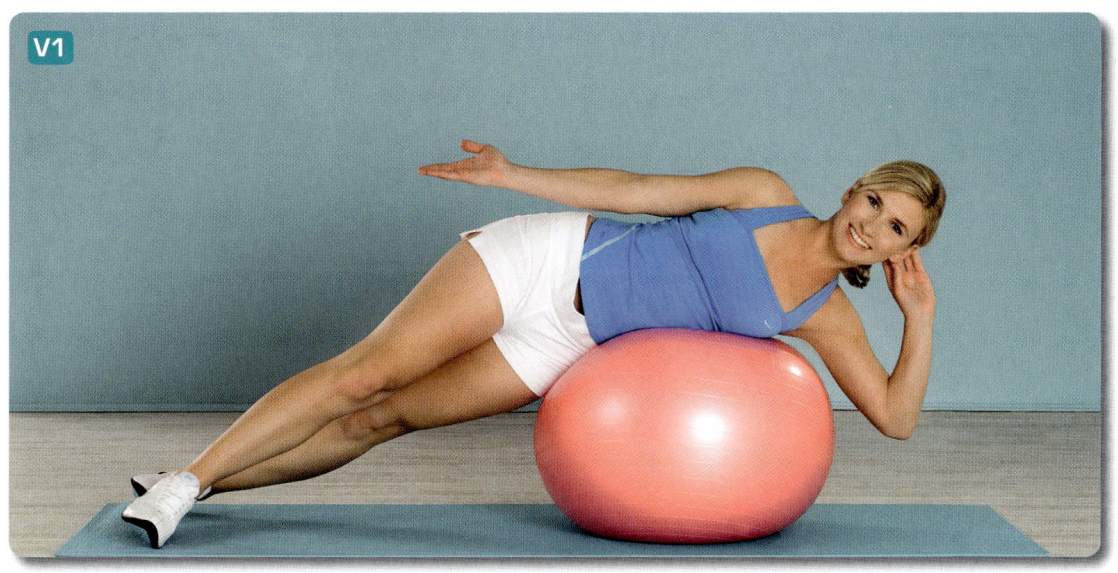

- Auch auf dem Ball den Oberkörper anheben und die Taille crunchen, dabei langsam und kontrolliert arbeiten **(V2)**.

- Senken Sie den Oberkörper wieder, aber lösen Sie die Spannung nicht komplett. Die nächste Wiederholung anschließen.

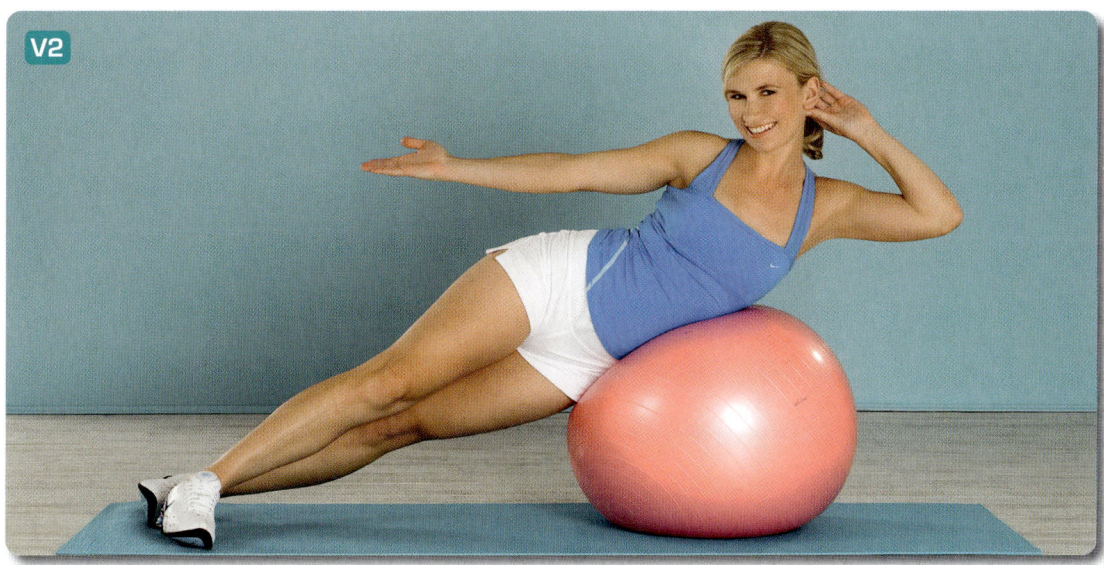

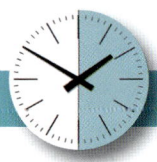

Bauch-Kick

Die gerade Bauchmuskulatur und der Beckenboden werden mit dieser Übung intensiv trainiert.

So geht's

- Kommen Sie in die Rückenlage. Stellen Sie die Füße zunächst flach auf den Boden und legen Sie die Hände an den Hinterkopf. Bauchnabel einziehen und zu den Rippen nach oben ziehen.
- Heben Sie die Unterschenkel an, bis die Knie senkrecht über den Hüftgelenken stehen und die Waden parallel zum Boden sind. Bauch und Beckenboden anspannen, dann Kopf und Schultern leicht vom Boden weg heben.
- Halten Sie die Bauchspannung und senken Sie das gebeugte linke Bein ab, bis

die Ferse fast den Boden berührt **(Bild)**. Dann heben Sie das Bein in einer langsamen, gleichmäßigen Bewegung wieder an. Anschließend senken Sie das andere Bein ab.

- 15. bis 20-mal im Wechsel, dann lösen und nach einer kurzen Pause den nächsten Satz anschließen. Insgesamt üben Sie 3 Sätze.

Variante

Geübte können die Übung schwieriger gestalten, indem sie das Bein zuerst ausstrecken und dann absenken.

Kraft aufbauen

Damit die Übung »rückenfreundlich« bleibt, ist es ausgesprochen wichtig, die Bauchmuskulatur während der kompletten Körperarbeit bewusst anzuspannen.

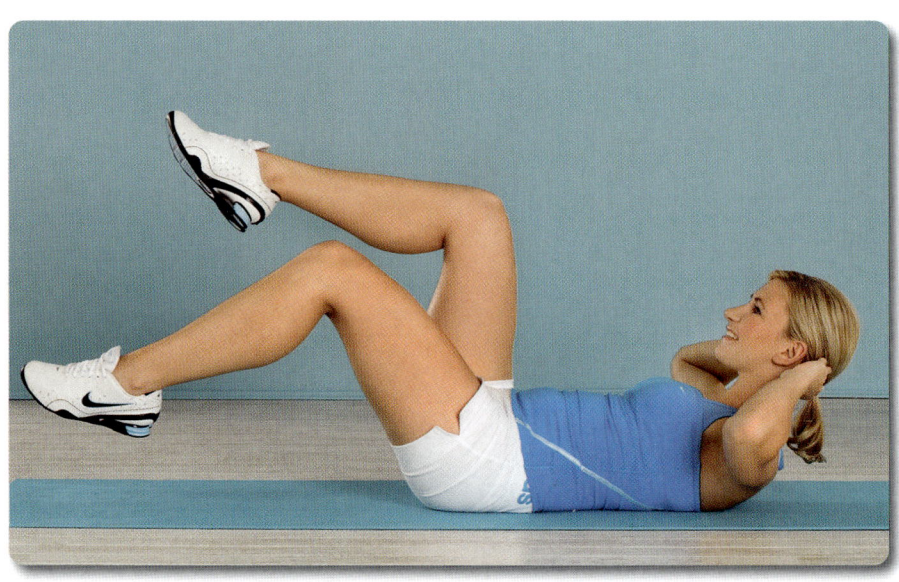

Rücken-Balance

Mit diesem Move stärken Sie die Rückenstrecker und schulen Ihren Gleichgewichtssinn.

So geht's

- Legen Sie sich mit dem Bauch auf den Gymball. Stützen Sie die Hände vor dem Ball auf dem Boden ab, die Zehenspitzen aufgestellt, die Beine durchgestreckt.
- Strecken Sie den Rücken und bauen Sie Bauchspannung auf. Verlagern Sie das Gewicht auf die linke Hand und den rechten Fuß und lösen Sie rechte Hand und linken Fuß langsam vom Boden, dabei den Blick zum Boden richten.
- Nun strecken Sie den rechten Arm und das linke Bein und heben beide ganz langsam und kontrolliert an, soweit das ohne Rückenbeugung möglich ist (A). Arm und Bein wieder senken.
- Führen Sie 12 bis 15 Wiederholungen je Seite aus, dann eine kleine Pause einlegen und den nächsten Satz anschließen. Insgesamt üben Sie 3 Sätze.

Variante

Wenn es Ihnen noch sehr schwerfällt, die Bauchspannung auf dem Ball zu halten, führen Sie die Übung in Bauchlage auf dem Boden durch (V).

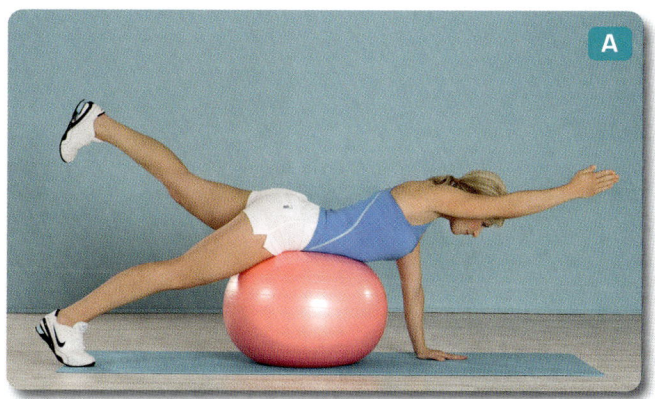

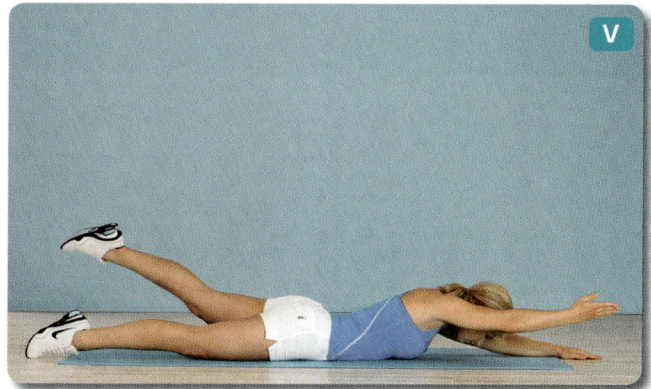

Ein starker Bauch

Bei dieser Übung ist es wichtig, den Rücken ganz gerade zu halten. Das erreichen Sie, indem Sie den Bauch während der gesamten Übung anspannen.

Intensiv-Crunch

Die seitliche Bauchmuskeln und ebenso der Beckenboden werden mit dieser Bewegung intensiv trainiert.

So geht's

- Legen Sie sich auf den Rücken und winkeln Sie die Beine an. Stellen Sie nun die Fersen auf. Die Zehenspitzen ziehen Sie an. Ziehen Sie den Nabel nach innen und leicht zu den Rippen hoch.
- Die Schultern sind entspannt, die Arme liegen neben dem Körper. Bauen Sie Bauchspannung auf.
- Heben Sie nun die Arme nach vorn an und halten Sie sie neben dem linken

Bein. Dabei drehen Sie den Oberkörper leicht nach links **(A)**.

- Nun senken Sie den Oberkörper wieder etwas, ohne ihn abzulegen, und heben ihn dann gleich wieder an, wobei Sie ihn seitlich an den Beinen vorbei nach links oben führen.
- Heben Sie den Oberkörper 20- bis 25-mal an, dann legen Sie ihn wieder ab und schließen nach einer kurzen Pause noch weitere 2 Sätze an. Anschließend wie-

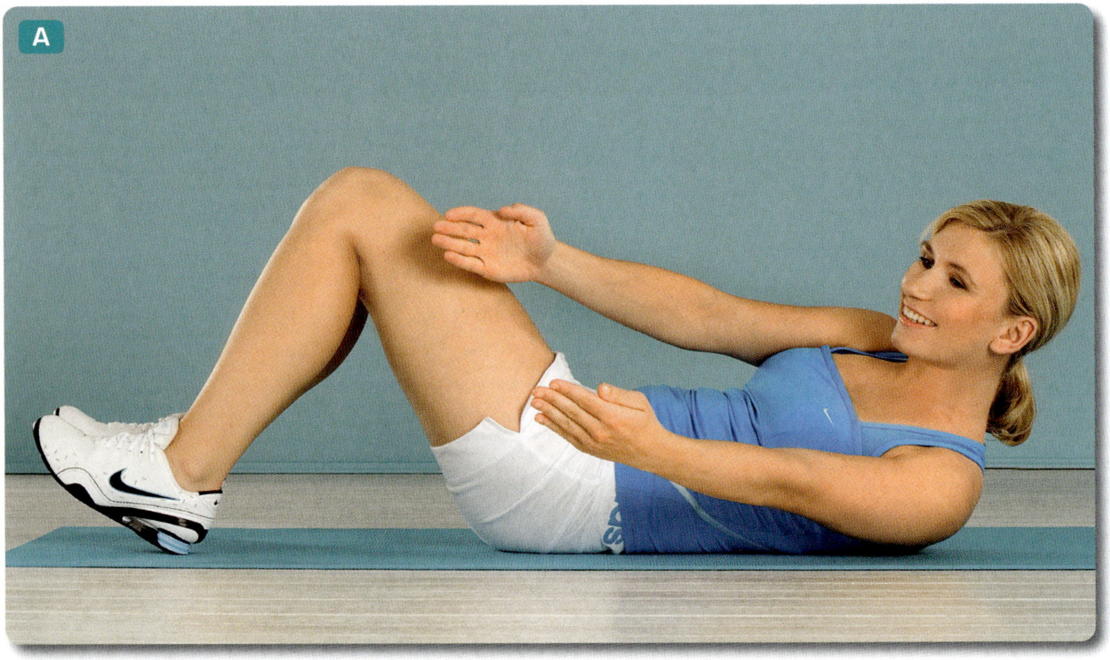

A

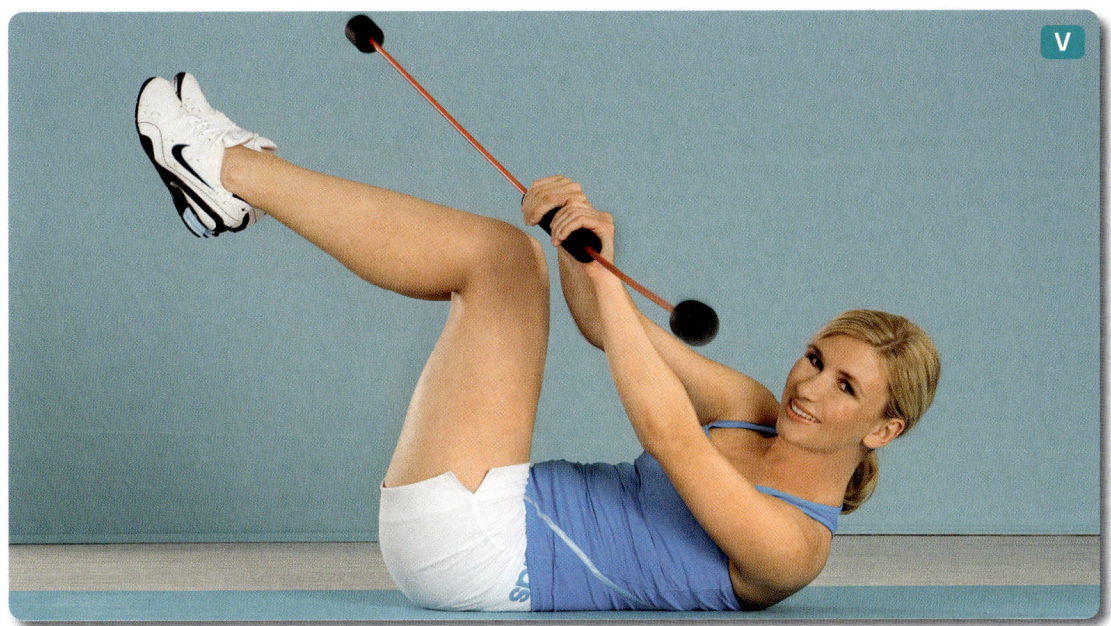

derholen Sie das Ganze zur rechten Seite — absolvieren Sie zu dieser Seite
ebenfalls 3 Sätze.

Variante 1

Eine Möglichkeit, die Übung zu variieren,
geht so: Heben Sie aus der Rückenlage
die Unterschenkel an, bis diese parallel
zum Boden sind. Spannen Sie dabei
den Beckenboden und den Bauch noch
etwas stärker an. Dann heben Sie
den Oberkörper an, so hoch es geht.
Senken Sie den Oberkörper wieder,
halten Sie aber die Beine oben und
legen Sie den Oberkörper nicht ganz
ab. Heben Sie ihn noch 20- bis 25-mal;
ingesamt 3 Sätze.

Variante 2

Wenn Sie sich steigern möchten, führen
Sie die Übung mit dem Flexi-Bar durch.
Halten Sie diesen dabei in beiden Hän-
den neben dem linken Bein und schwin-
gen Sie ihn mit beiden Armen, während
Sie den Oberkörper wie in der Übung
eben beschrieben leicht seitlich anheben
(V) und absenken.

Bewusst atmen

Atmen Sie immer aus, wenn Sie
die Muskulatur anspannen — und
beim Entspannen atmen Sie ein.

Bauchschwebe

Gerade und tiefe Bauchmuskeln werden mit diesem Move intensiv gefordert und gestrafft.

Gerader Rücken

Achten Sie bei dieser Übung auf die Streckung und Aufrichtung der ganzen Wirbelsäule – vom Steißbein bis zum Scheitel.

So geht's

• Setzen Sie sich auf den Boden und richten Sie die Wirbelsäule auf. Beckenboden und Bauch sind angespannt, die Schulterblätter nach unten gezogen. Winkeln Sie die Beine an und setzen Sie die Füße flach auf den Boden.

• Strecken Sie die Arme parallel zum Boden gerade nach vorn aus **(A)**. Behalten Sie die aktive Aufrichtung des Rückens bei und neigen Sie den Oberkörper aus der Hüfte heraus nach hinten, bis sich die Füße leicht vom Boden lösen lassen.

• Heben Sie nun die Unterschenkel an, bis sie parallel zum Boden sind **(B)**.

• Halten Sie die Position 30 bis 40 Sekunden, dann lösen Sie sie. Wiederholen Sie das nach kurzer Pause noch 2-mal.

Variante

Steigern Sie die Übung: In der Ausgangsposition den Flexi-Bar parallel zum Boden mit beiden Händen fassen und nach vorn schwingen, dann die Waden anheben **(V)**.

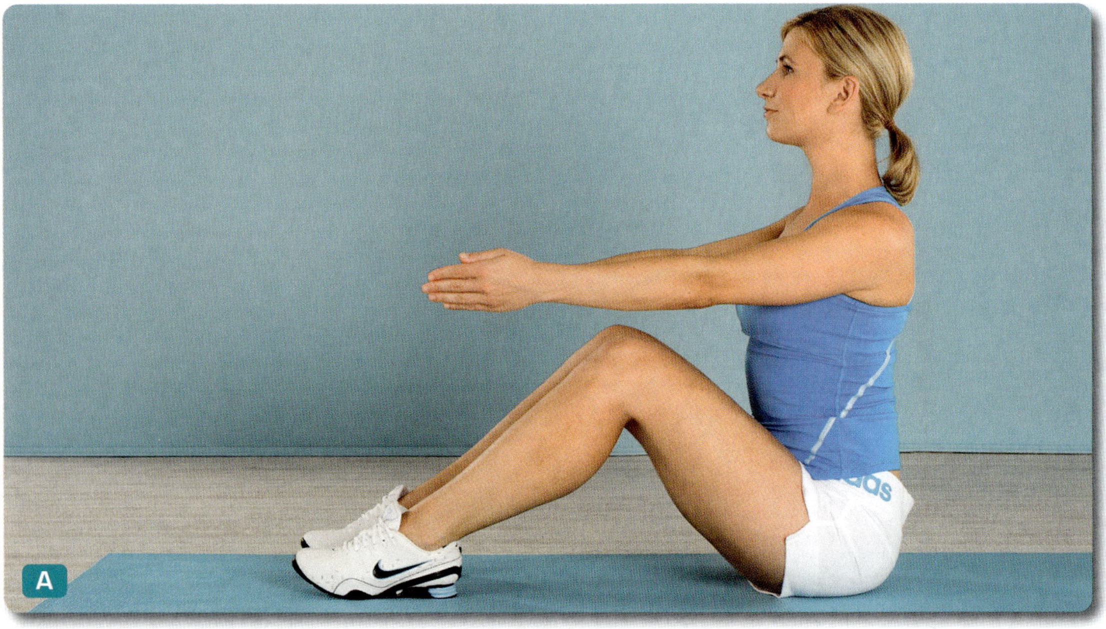

A

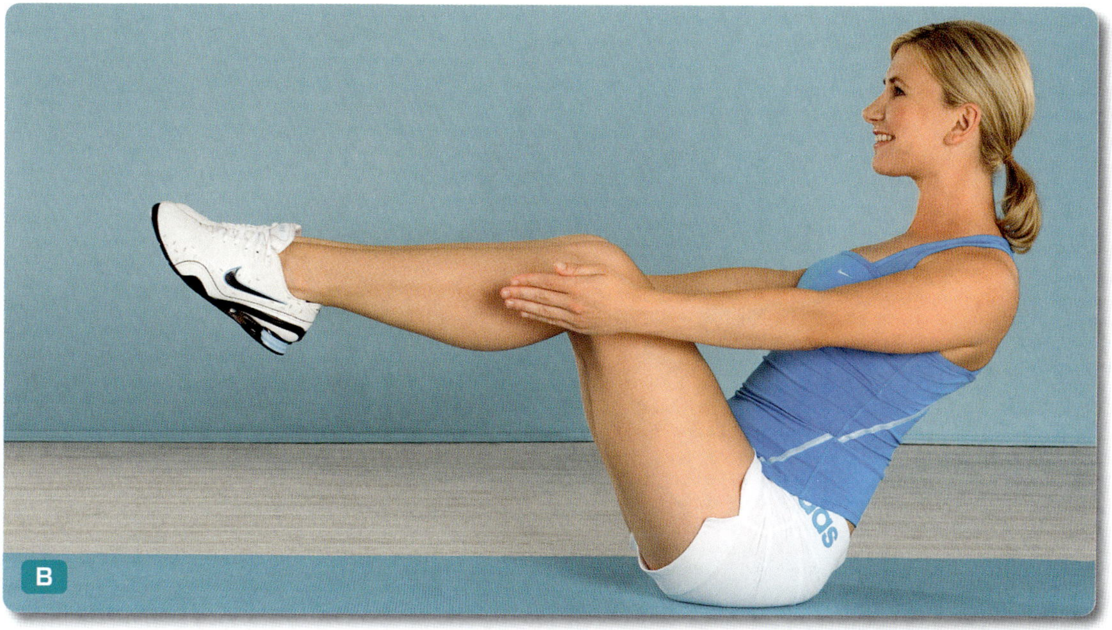

B

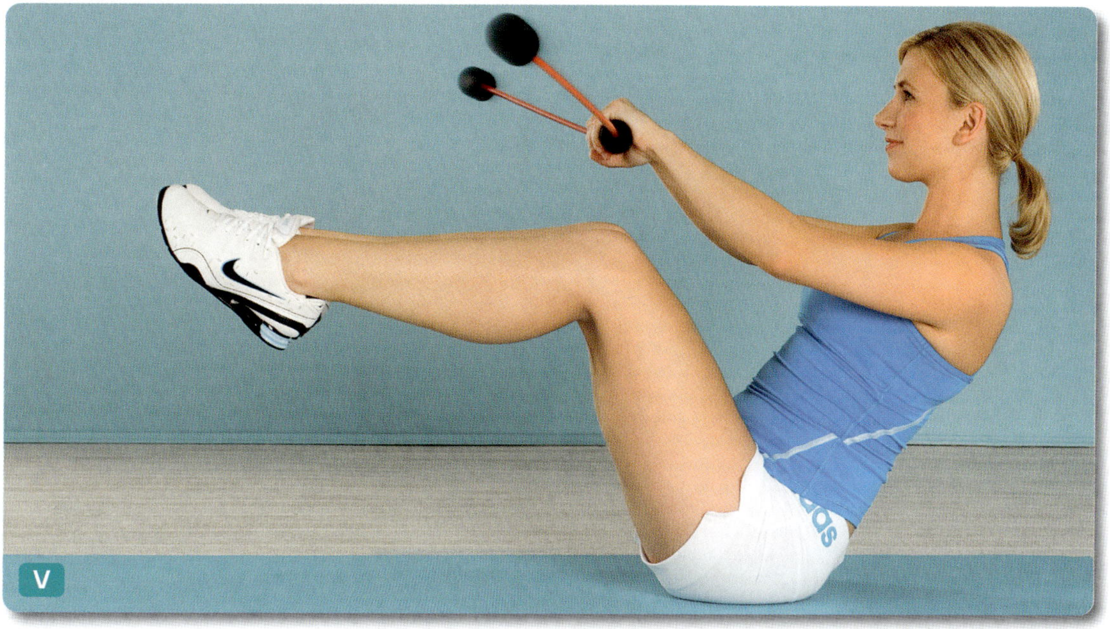

V

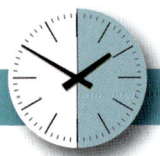

Cool-Down

Dehnen und strecken Sie nun alle Rumpfmuskeln gründlich – so wird die Wirkung des Trainings noch intensiviert!

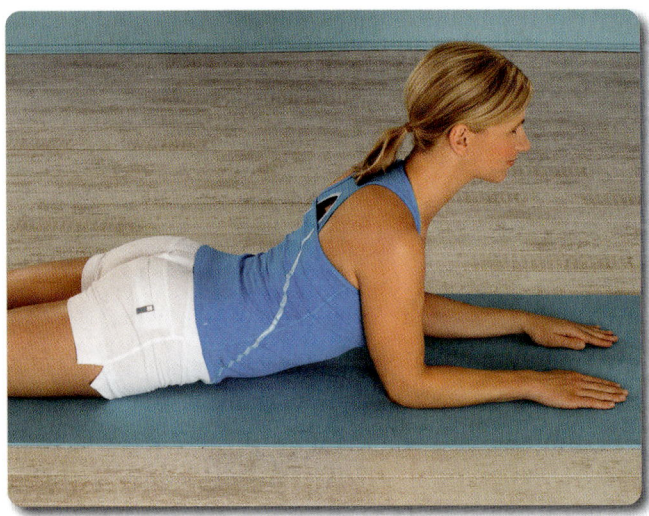

Bauch-Stretch

- Legen Sie sich auf den Bauch und stützen Sie die Unterarme so auf, dass die Handflächen auf dem Boden liegen und die Fingerspitzen nach vorn zeigen.
- Die Ellbogen sollten nun senkrecht unter den Schultergelenken ausgerichtet sein. Drücken Sie sich aus den Schultern heraus nach oben und richten Sie den Blick nach vorn.
- Rücken leicht anspannen und die Hüfte ganz bewusst in den Boden drücken **(Bild)**. Ziehen Sie den vorderen Oberkörper 30 bis 40 Sekunden lang nach vorne und oben. Anschließend die Position langsam wieder auflösen.

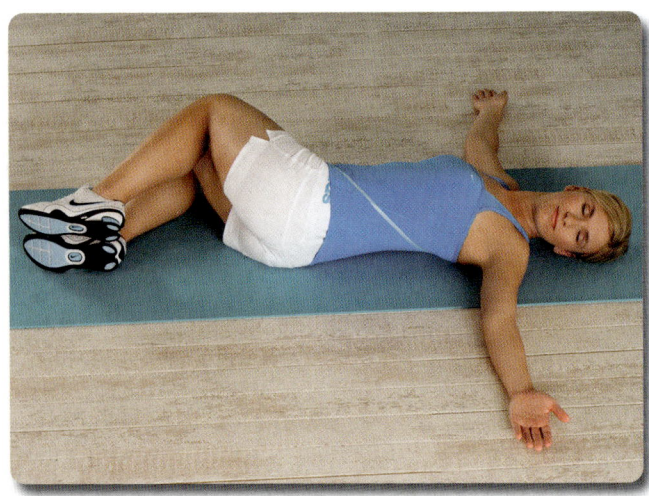

Seitendehnung

- Legen Sie sich auf den Rücken und winkeln Sie die Beine an. Heben Sie das Becken an und setzen Sie den Po ein kleines Stück nach links, dann die Knie langsam nach rechts sinken lassen.
- Arme seitlich ausstrecken, die Handflächen zeigen nach oben, und den Blick nach links richten. Beide Schulterblätter in den Boden drücken und wenn möglich auch die Knie in Richtung Boden ziehen **(Bild)**.
- Halten Sie diese Dehnung für 30 bis 40 Sekunden, dann langsam lösen und zur anderen Seite wiederholen.

Bodyrelax

- Legen Sie sich auf den Rücken und strecken Sie Arme und Beine lang aus. Legen Sie ein zusammengefaltetes Handtuch unter den oberen Rücken. Das verstärkt die Dehnung des gesamten Rumpfes. Ziehen Sie nun den Körper ganz bewusst in die Länge und machen Sie ein leichtes Hohlkreuz **(Bild)**.

- Atmen Sie drei bis fünf Atemzüge lang tief in den Bauch. Anschließend in den Brustkorb atmen und die Rippen beim Einatmen weit öffnen. Lassen Sie dann die Kontrolle über die Atmung los, legen Sie die Arme neben den Körper und schließen Sie die Augen. Spüren Sie dem Workout noch ein bis zwei Minuten lang nach.

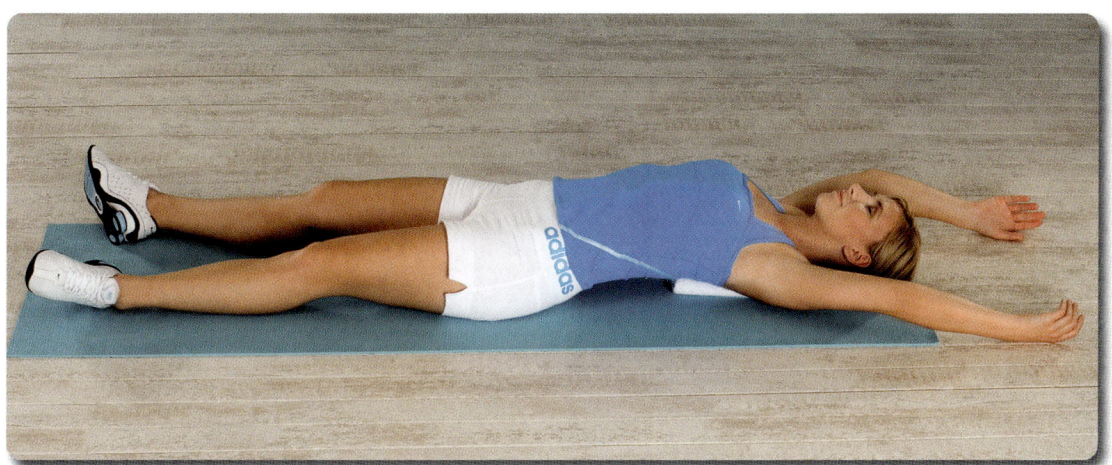

Damit die Muskeln sich regenerieren können

Wenn Sie diese drei Stretch-Übungen absolviert haben, sind die Muskeln an Bauch, Rücken und auch die seitliche Muskulatur des Oberkörpers auf ihre Kosten gekommen. Gönnen Sie sich diese Dehneinheiten.

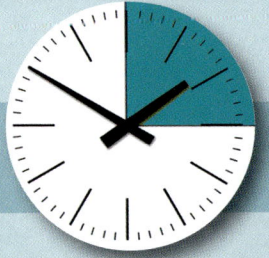

Haltung bewahren: 15 Minuten für Rücken- und Bauchmuskeln

Aufrecht oder gebeugt: In welcher Haltung gehen Sie durchs Leben? Wenn Sie majestätisch und stolz vorwärtsschreiten, hat das viel mit starken Muskeln in Bauch und Beckenboden zu tun. Deshalb liegt der Fokus der folgenden Übungen darauf, Ihre königliche Haltung zu unterstützen.

Standwaage

Diese Bewegung schult die Balance, schenkt Ihrem Rücken Stabilität und dehnt die Rückseiten der Beine.

So geht's

- Sie stehen aufrecht, die Füße sind geschlossen, die Wirbelsäule aufrecht. Halten Sie den Kopf gerade in Verlängerung des Rückens, und blicken Sie nach vorn. Ziehen Sie die Schulternblätter leicht nach unten, der Nacken ist entspannt.
- Verlagern Sie Ihr Gewicht auf den linken Fuß. Winkeln Sie das rechte Bein an, bis sich der rechte Fuß auf Höhe des linken Knies befindet. Gleichzeitig die Arme bis auf Schulterhöhe nach vorn anheben, die Handflächen zeigen nach unten. Beide Hüften bleiben auf gleicher Höhe **(A)**.
- Beugen Sie das linke Knie. Den Oberkörper neigen Sie aus der Hüfte heraus gerade nach vorn, die Arme lassen Sie langsam nach unten sinken. Richten Sie Ihren Blick zum Boden und heben Sie das rechte Bein waagerecht nach hinten an, bis es auf einer Linie mit dem Oberkörper ist. Strecken Sie Ihr rechtes Bein, die Zehenspitzen weisen zum Boden.
- Halten Sie diese Position einige Sekunden lang, dann setzen Sie den rechten Fuß ab und wiederholen alles zur anderen Seite — zu jeder Seite 3-mal.

Variante

So können Sie die Übung steigern: Strecken Sie in der Standwaage das Standbein durch und heben Sie die Arme seitlich bis auf Schulterhöhe an **(V)**.

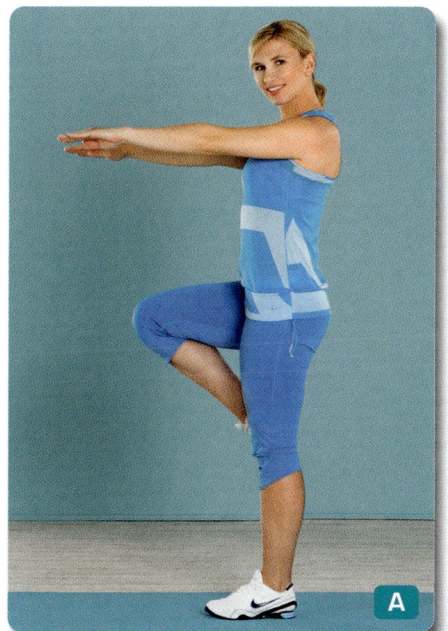

Fester Stand

Versuchen Sie, bei dieser Übung möglichst ruhig zu stehen. Ein hilfreicher Trick dabei: Fixieren Sie mit den Augen einen Punkt knapp vor sich auf dem Boden. Das hilft Ihnen, das Gleichgewicht zu halten.

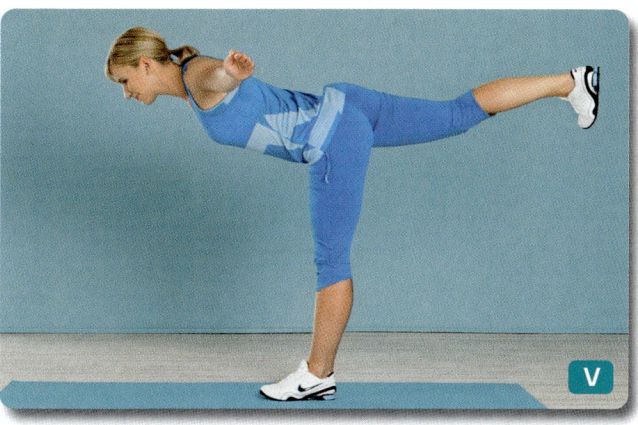

Brust-Push

Mit diesem Move stabilisieren Sie den Rückenstrecker, einen Muskel am Rücken, und stärken gleichzeitig Ihre Brustmuskulatur.

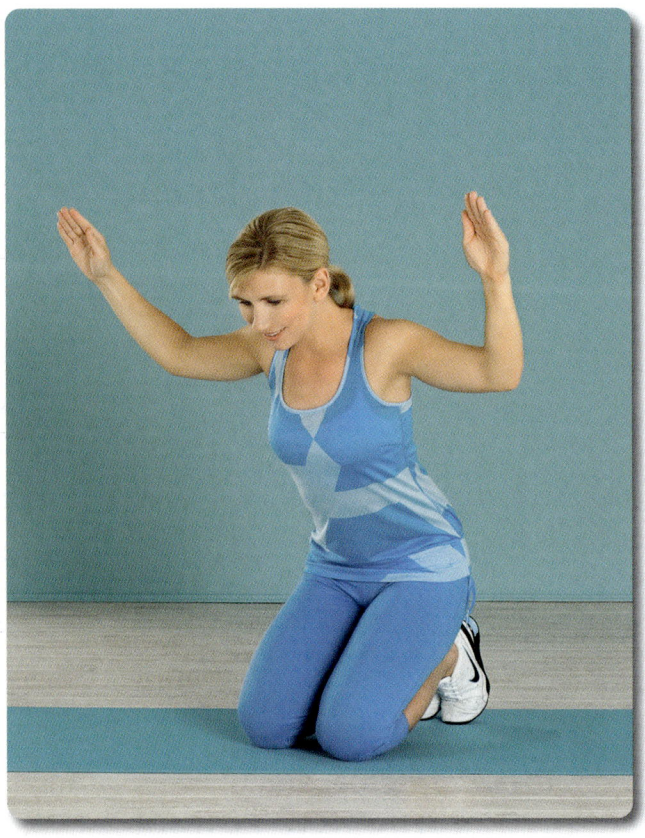

So geht's

- Kommen Sie in den Fersensitz, stellen Sie die Zehenspitzen auf den Boden, den Po setzen Sie auf den Fersen ab, der Oberkörper ist aufgerichtet.
- Nun richten Sie den Rücken auf, Bauch und Beckenboden sind leicht ange-spannt. Den Kopf richten Sie entspannt, aber aufrecht in Verlängerung der Wir-belsäule aus.
- Die Arme beugen Sie in einem 90-Grad-Winkel vor dem Körper, die Ellbogen drü-cken Sie aneinander. Nun neigen Sie den Oberkörper aus der Hüfte heraus nach vorn.
- Jetzt öffnen Sie langsam die Ellbogen und ziehen die gebeugten Arme seitlich am Körper vorbei nach hinten **(Bild)**. Anschließend führen Sie die Arme in ei-ner ebenso kontrollierten Bewegung wieder nach vorn — die Ellbogen kom-men vor dem Körper zusammen.
- Wiederholen Sie diese Bewegung 15- bis 20-mal. Legen Sie eine kurze Pause ein, bevor Sie den nächsten Satz anschlie-ßen. Absolvieren Sie insgesamt 3 Sätze.

Gerade bleiben

Achten Sie darauf, dass Ihr Rücken während der gesamten Übung gerade bleibt. Der gesamte Körper sollte in Spannunng bleiben: Die Muskeln arbeiten!

Seiten-Shift

Diese Übung kräftigt die Rücken- und Schultermuskulatur, hat aber gleichzeitig auch einen großen Stretching-Effekt.

So geht's

- Kommen Sie in den Fersensitz, stellen Sie die Zehenspitzen auf den Boden, den Po setzen Sie auf den Fersen ab.
- Richten Sie Ihren Rücken auf. Der Bauch und der Beckenboden sind leicht angespannt. Den Kopf richten Sie entspannt, aber aufrecht in Verlängerung zur Wirbelsäule aus.
- Strecken Sie den rechten Arm lang nach oben aus, dabei ziehen Sie gleichzeitig die rechte Schulter bewusst nach unten. Den linken Arm strecken Sie neben dem Oberkörper in Richtung Hüfte schräg nach unten aus. Nun neigen Sie den Oberkörper aus der Hüfte heraus leicht nach vorn **(Bild)**.
- Führen Sie aus dieser Position den rechten Arm über die Seite neben die Hüfte, gleichzeitig ziehen Sie den linken Arm über die Seite nach oben.
- Wiederholen Sie diese Bewegung 20-mal im Wechsel. Danach legen Sie eine kurze Pause ein, bevor Sie den nächsten Satz anschließen. Insgesamt absolvieren Sie 3 Sätze.

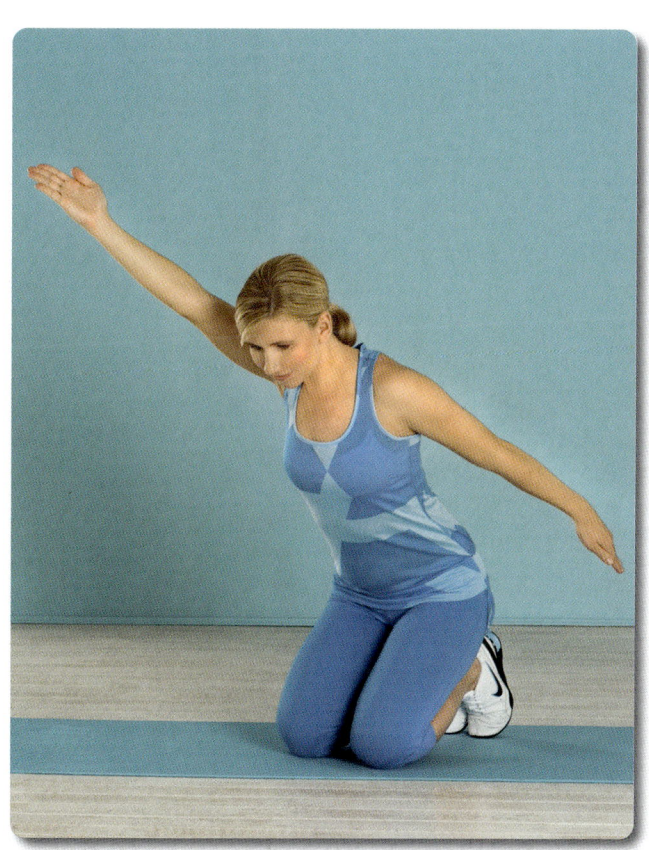

Die goldene Mitte

Versuchen Sie bitte, den Oberkörper während der gesamten Übung stabil zu halten und ihn nicht hin und her zu bewegen.

Rücken-Twist

Vor allem die Rotatoren – das sind die Muskeln rund um das Schultergelenk –, aber auch die schrägen Bauchmuskeln und der Rückenstrecker werden mit dieser Bewegung trainiert.

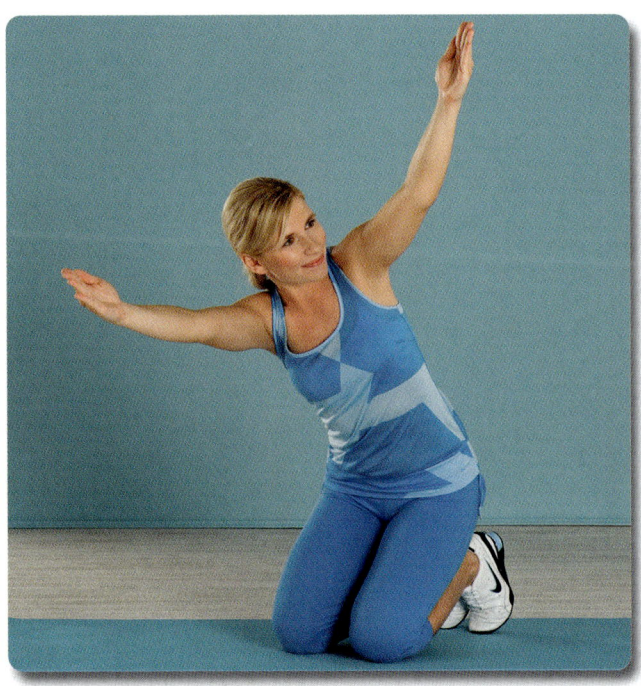

So geht's

- Kommen Sie in den Fersensitz, die Zehenspitzen stellen Sie auf den Boden und den Po setzen Sie auf den Fersen ab. Richten Sie den Rücken auf, Bauch und Beckenboden spannen Sie leicht an. Den Kopf halten Sie in Verlängerung der Wirbelsäule.
- Strecken Sie beide Arme neben dem Kopf nach oben aus und ziehen Sie die Schulterblätter zusammen. Versuchen Sie gleichzeitig, Raum zwischen den Schultern zu schaffen, indem Sie sie bewusst unten halten. Neigen Sie nun den Oberkörper leicht nach vorn.
- Achten Sie darauf, dass Ihre Hüfte während der gesamten Übung stabil bleibt, und drehen Sie den Oberkörper aus der Taille heraus nach links, so dass Sie unter Ihrem linken Arm hindurchschauen können. Knie und Hüften bleiben dabei parallel gerade nach vorn ausgerichtet **(Bild)**.
- Drehen Sie sich zurück zur Mitte, danach drehen Sie sich langsam und gleichmäßig aus der Taille heraus nach links.
- Diese Bewegung wiederholen Sie nach jeder Seite 10-mal. Dann schließen Sie eine kurze Pause an, bevor Sie den nächsten Satz absolvieren. Üben Sie insgesamt 3 Sätze.

Aus der Taille heraus

Bei dieser Bewegung ist es wichtig, den Oberkörper aus der Taille heraus zu drehen — die Hüfte bewegt sich also gar nicht, sondern wird absolut ruhig gehalten.

Powerdip

Diese Übung ist gar nicht so einfach – aber der Einsatz lohnt sich: Die Muskeln an Bauch und Beckenboden bekommen durch diesen Move richtig Power.

So geht's

- Sie liegen auf dem Rücken und positionieren die Unterschenkel auf dem Gymnastikball. Die Bauchdecke rund um den Nabel nach innen sinken lassen und den Bauch etwas einziehen.
- Legen Sie die Hände an den Hinterkopf, die Ellbogen lassen Sie zu den Seiten kippen. Spannen Sie den Bauch an und heben Sie Schultern und Kopf leicht an.

- Lösen Sie ein Bein vom Ball, heben Sie es gebeugt an. Heben Sie den Oberkörper noch etwas **(Bild)**. Dann senken Sie ihn langsam wieder, ohne ihn abzulegen. Beim Senken zählen Sie bis 3. Dann heben Sie ihn auf eine Zählzeit wieder an.
- Bei jeder Wiederholung wechseln Sie das Bein – 8- bis 10-mal im Wechsel. Nach kurzer Pause wiederholen Sie den Satz. Üben Sie insgesamt 3 Sätze.

Oben bleiben

Halten Sie Kopf und Schultern möglichst während der gesamten Übung knapp über dem Boden.

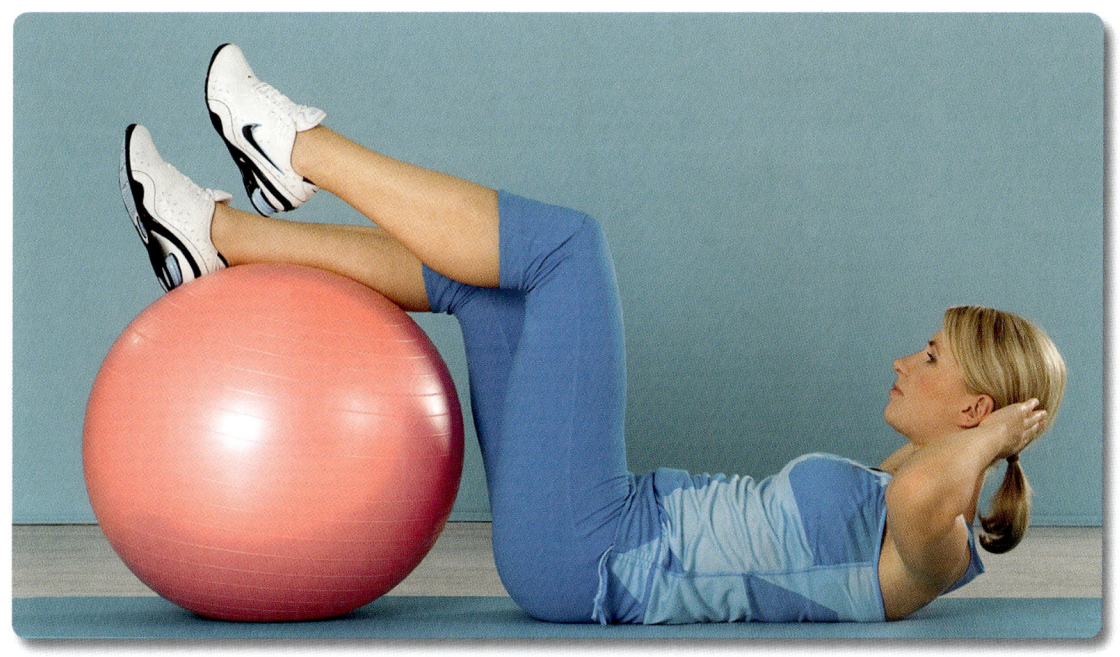

Oberkörper-Turn

Rücken, Schultern und Po werden hierbei gestärkt und die Balance und Koordination verbessert.

So geht's

- Legen Sie sich so hin, dass Sie mit dem Bauch auf dem Ball liegen. Rollen Sie dann so weit nach vorn, dass Kopf und Brust den Ball nicht mehr berühren.
- Die Beine strecken Sie aus, die Zehenspitzen stellen Sie auf dem Boden auf. Die Arme strecken Sie in Schulterhöhe zur Seite, die Handflächen zeigen zum Boden. Den Blick richten Sie zum Boden. Halten Sie Rückenspannung, der Kopf bleibt in Verlängerung der Wirbelsäule.

- Beugen Se das rechte Knie leicht, und drehen Sie den Oberkörper aus der Taille heraus nach rechts. Dabei ziehen Sie den rechten Arm nach oben und hinten **(Bild)**. Bewegen Sie sich zurück zur Mitte. Wiederholen Sie die Bewegung zur anderen Seite.
- Absolvieren Sie den Move 8- bis 12-mal im Wechsel, dann legen Sie sich rund über den Ball und machen eine kurze Pause. Den nächsten Satz anschließen, nach einer weiteren Pause einen dritten.

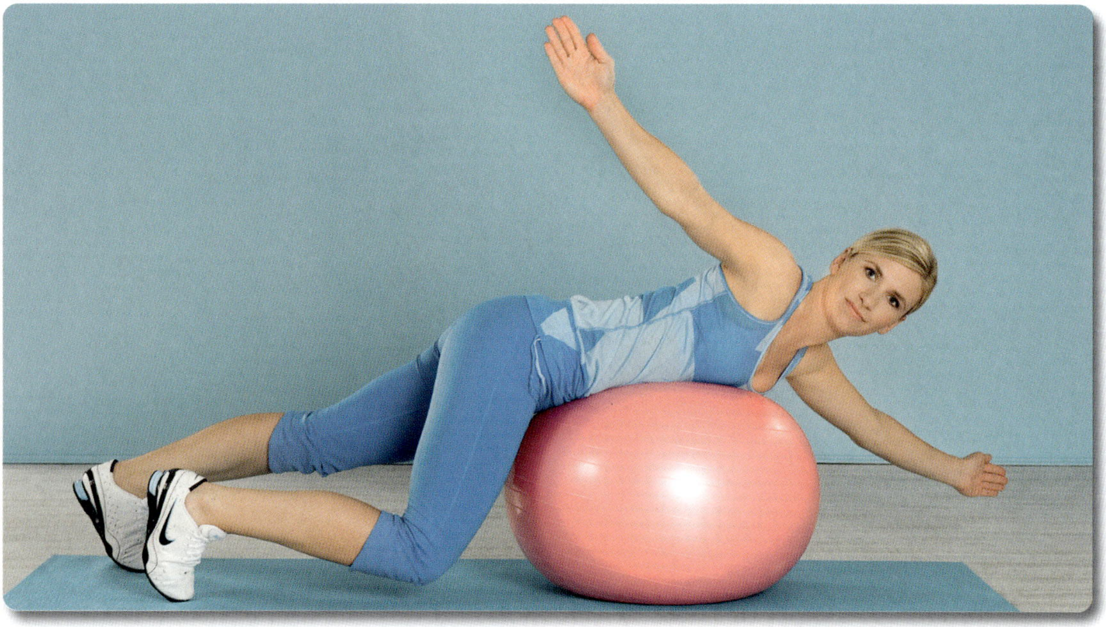

Ruhig bewegen

Führen Sie diese Übung ohne Hast und sehr gleichmäßig aus. So gelingt es besser, stabil zu bleiben und das Gleichgewicht zu halten.

Balance-Schwebe

Alle Muskeln des Körpers müssen bei dieser Übung arbeiten, und der Rücken wird ganz besonders gestärkt.

So geht's

• Legen Sie sich mit dem Bauch auf den Ball. Strecken Sie die Arme nach vorn und die Beine nach hinten aus, und stützen Sie sich dabei nur noch mit den Fußspitzen ab.

• Heben Sie zuerst den einen, dann den anderen Fuß vom Boden weg und versuchen Sie nun, möglichst lange auf dem Ball liegend zu balancieren **(Bild)**.

• Wiederholen Sie die Übung insgesamt 3-mal.

Langsam steigern

Dieser Move wird Ihnen anfangs wahrscheinlich sehr schwerfallen. So bauen Sie nach und nach Ihre Leistung auf: Üben Sie zuerst mit nur einem Bein in der Luft, das andere wird anfangs nur zeitweise angehoben. Kraft sparen Sie auch, wenn Sie anfangs öfter mal die Seite wechseln!

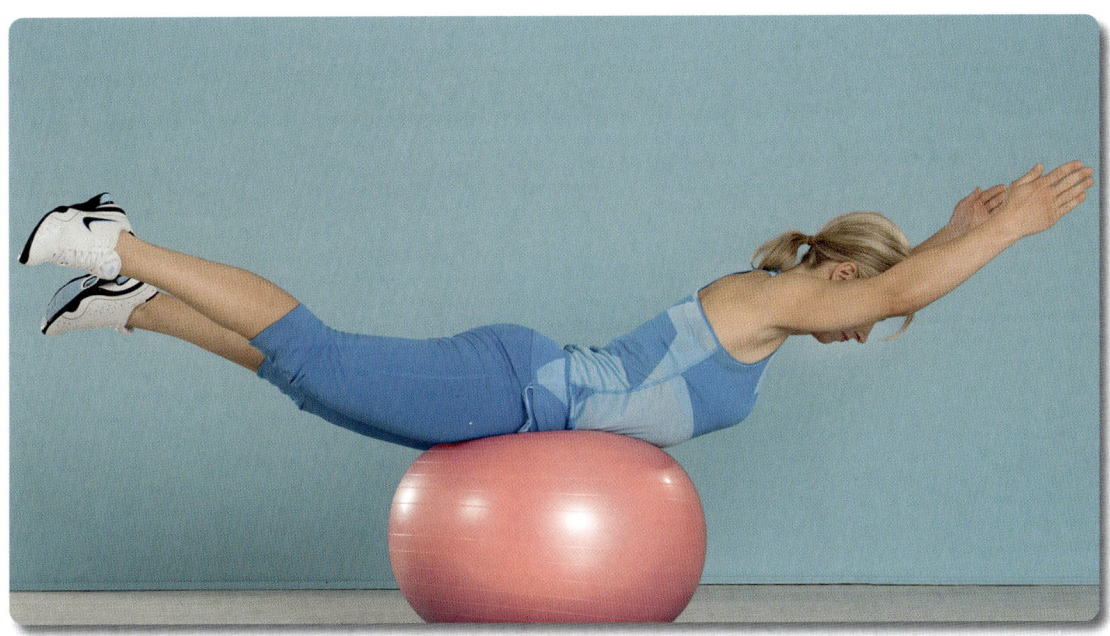

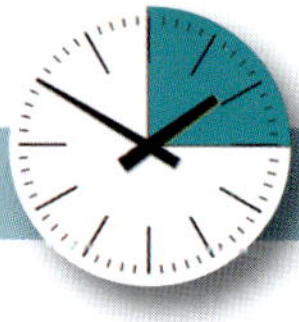

Rücken-Swing

Die Muskeln des oberen Rückens und die Schulterpartie werden mit dieser Übung trainiert.

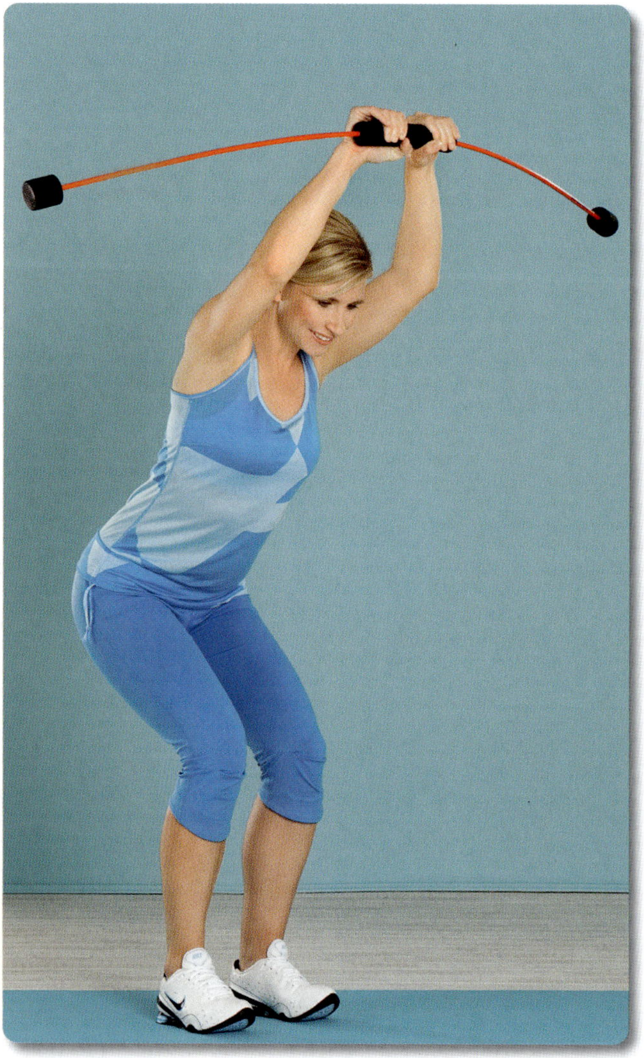

So geht's

- Stellen Sie sich aufrecht hin und aktivieren Sie die gesamte Bauch- und Rückenmuskulatur — der ganze Oberkörper soll in Spannung sein, bevor Sie mit der Übung starten.
- Halten Sie den Flexi-Bar nun zunächst waagerecht vor dem Körper.
- Beugen Sie die Knie tief, und neigen Sie Ihren Oberkörper aus der Hüfte heraus gerade etwas nach vorn. Führen Sie gleichzeitig die Arme nach oben neben den Kopf und schwingen Sie dann den Flexi-Bar etwa 30 bis 40 Sekunden lang in der Ebene des Rückens **(Bild)**.
- Richten Sie nun den Oberkörper wieder auf. Nach einer kurzen Pause schließen Sie den nächsten Satz an. Wiederholen Sie den ganzen Bewegungsablauf insgesamt 3-mal.

Kniefreundlich üben

Um die Knie zu entlasten, verlagern Sie das Körpergewicht bei dieser Übung nach hinten. Ein Tipp zur Kontrolle: Wenn Sie während der Übung die Zehenspitzen leicht anheben können, ohne aus dem Gleichgewicht zu geraten, stehen Sie richtig.

Balance-Schwung

Mit dieser Übung wird der Gleichgewichtssinn geschult, Po und Beine werden gekräftigt.

So geht's

- Sie stehen aufrecht, die Füße sind hüftweit geöffnet, Zehenspitzen und Knie zeigen nach vorn. Spannen Sie nun Bauch
und Rücken leicht an. Den Flexi-Bar halten Sie mit beiden Händen waagerecht
vor dem Körper.
- Verlagern Sie das Gewicht nun allmählich auf das linke Bein, und heben Sie den
rechten Fuß bis auf die Höhe des linken
Knies. Heben Sie die Arme bis auf Schulterhöhe an, und schwingen Sie den Flexi-
Bar 30 bis 40 Sekunden lang parallel
zum Boden. **(Bild)**.
- Lösen Sie nun die Position und wiederholen Sie die Übung auf dem anderen
Bein stehend. Insgesamt wiederholen
Sie den Satz 3-mal zu jeder Seite.

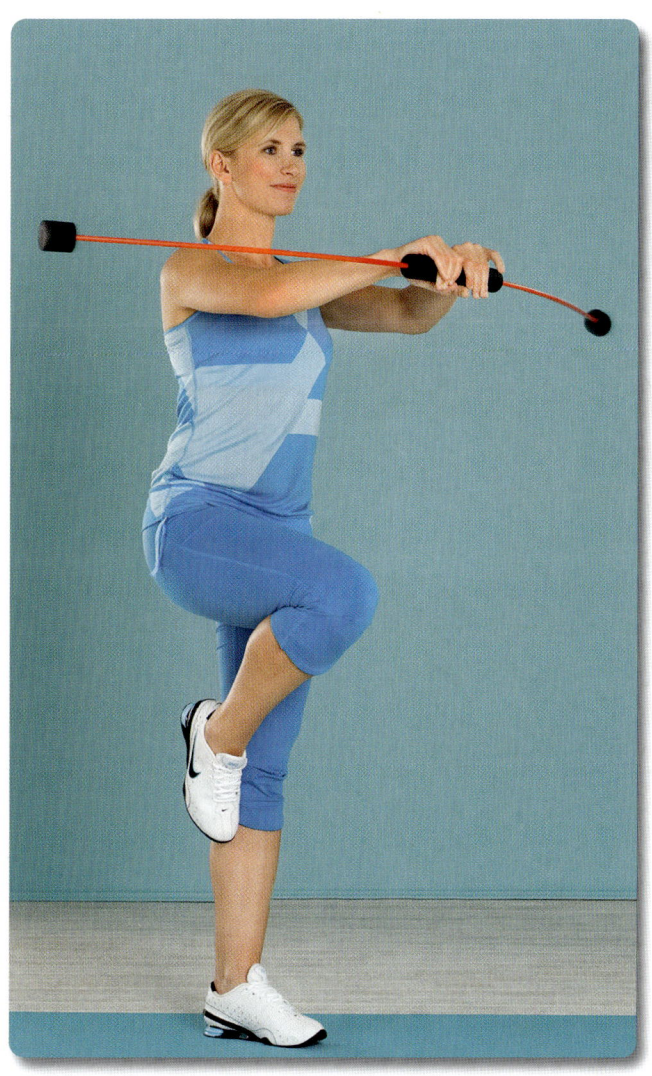

Gewicht verlagern

Wenn es Ihnen anfangs noch
schwerfällt, sicher und ruhig auf
einem Bein zu stehen, verlagern
Sie das Gewicht zuerst einmal
nur teilweise auf ein Bein, und
lassen Sie den anderen Fuß
noch auf dem Boden. Mit der
Zeit werden Sie spüren, wie Sie
nach und nach sicherer werden!

Seitenkraft

Balance und Koordination werden geschult, die seitlichen Bauchmuskeln, Beine und Po gestärkt.

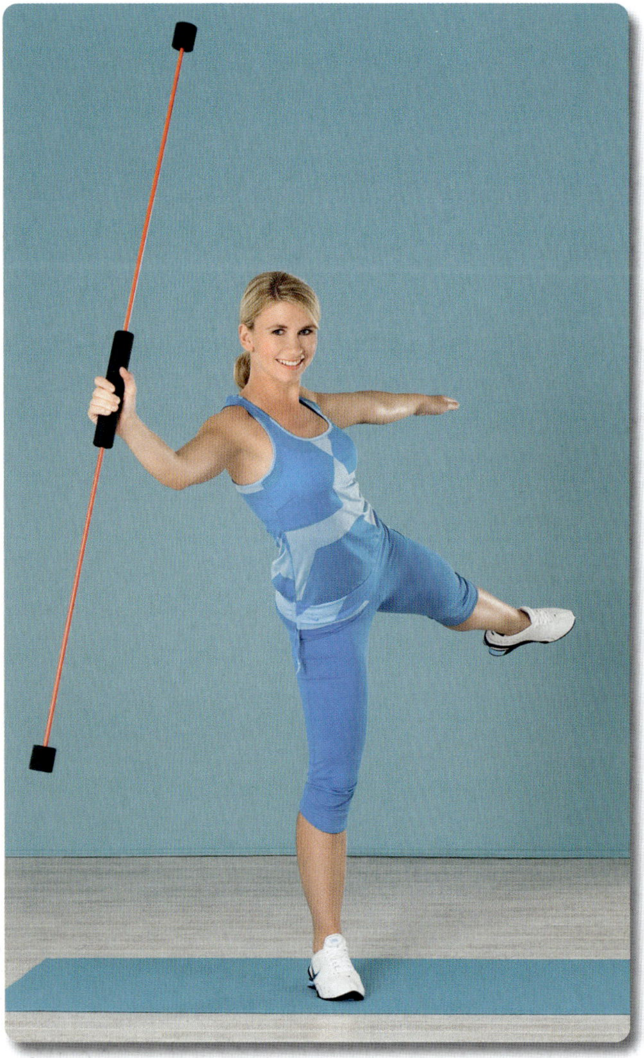

So geht's

- Halten Sie Ihre Füße zunächst geschlossen und stellen Sie sich aufrecht hin. Den Rücken strecken Sie bewusst lang aus. Stellen Sie sich wieder vor, dass sich Ihr Steißbein in Richtung Boden bewegt, der Scheitel nach oben. Der Kopf befindet sich in Verlängerung zur Wirbelsäule.
- Nehmen Sie den Flexi-Bar in die rechte Hand und strecken Sie den rechten Arm auf Schulterhöhe nach rechts aus. Den linken Arm heben Sie ebenfalls an und strecken ihn auf Schulterhöhe nach links aus.
- Flexi-Bar zum Schwingen bringen und Gewicht aufs rechte Bein verlagern. Linkes Bein nach links abspreizen, anheben und gleichzeitig den Oberkörper so weit wie möglich nach rechts neigen **(Bild)**.
- In der Seitneigung schwingen Sie den Flexi-Bar noch 20 bis 30 Sekunden lang, dann lösen Sie die Position kontrolliert und wiederholen die Übung zur anderen Seite. Üben Sie 3-mal je Seite.

Bleiben Sie gespannt!

Auch bei dieser Übung ist es sehr wichtig, dass die gesamte Rumpfmuskulatur aktiv dabei ist!

Cool-Down

Ein perfekter Abschluss für ein intensives Übungsprogramm! Dieser Move dehnt die Rumpfmuskulatur – vor allem aber die Bauchmuskeln.

Bauch-Stretch

- Setzen Sie sich auf den Gymball und rollen Sie nach vorn, bis Sie den Ball im unteren Rücken haben.
- Strecken Sie die Arme über dem Kopf aus, und strecken Sie dann auch die Beine nacheinander lang aus. Legen Sie sich komplett über den Ball und lassen Sie auch die Kopf- und Nackenpartie ganz locker **(Bild)**.
- Halten Sie die Dehnung ungefähr 40 bis 60 Sekunden lang, dann bringen Sie die

Arme neben den Körper, heben den Kopf an und kommen schließlich ganz langsam zurück in die Sitzposition, in der Sie kurz entspannen.

Das Gleichgewicht halten

Vielleicht fällt es Ihnen anfangs gar nicht so leicht, die Balance auf dem Ball liegend zu halten. Wichtig und hilfreich ist, dass Sie auch gedanklich bei der Übung bleiben, sich also körperlich und mental konzentrieren.

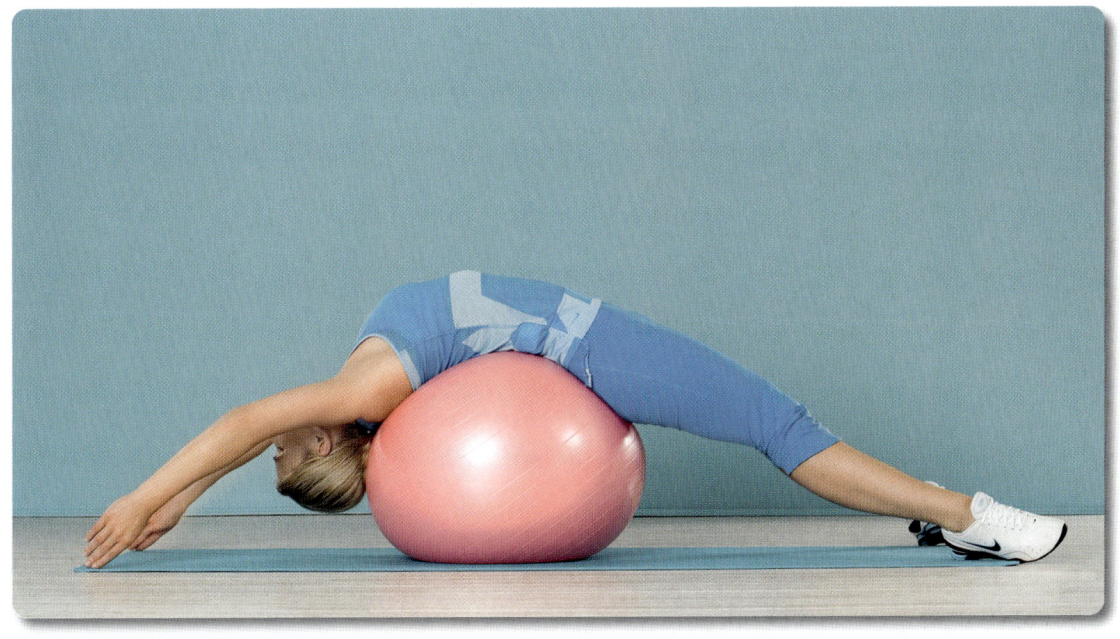

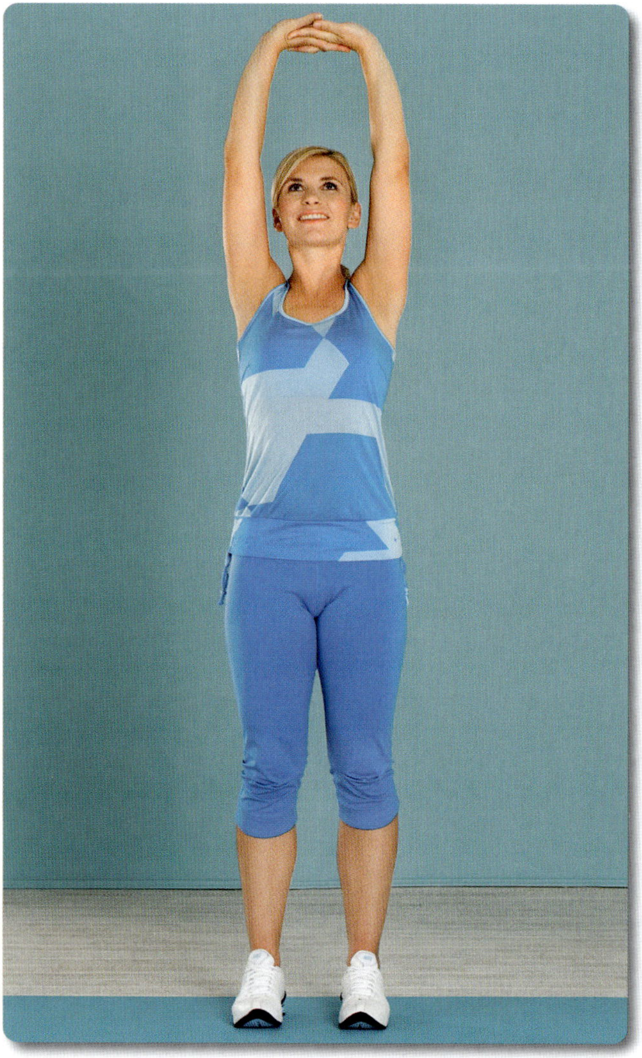

Body-Dehnung

- Stellen Sie sich gerade hin, die Füße sind etwa hüftbreit geöffnet. Bauch und Beckenboden spannen Sie leicht an, die Schultern lassen Sie sinken.
- Halten Sie den Kopf gerade und aufrecht in Verlängerung der Wirbelsäule. Die Finger beider Hände verschränken Sie vor dem Körper.
- Nun ziehen Sie die Arme über den Kopf nach oben und drehen dabei die Handflächen nach oben.
- Ziehen Sie jetzt Ihren ganzen Körper für ungefähr 40 bis 60 Sekunden ganz genüsslich in die Länge **(Bild)**. Dann senken Sie die Arme wieder und lösen ruhig die Position.

Entspannung zulassen

Auch die Dehnübungen zum Abschluss eines jeden Programms sind sehr wichtig, damit sämtliche Muskeln sich nach der Aktivität wieder erholen können. Nehmen Sie sich deshalb auch dafür die wenigen Minuten Zeit: Sie werden spüren, wie gut der konsequente Stretch-Abschluss Ihnen und Ihrer gesamten Muskulatur tut.

Service

Buch- und DVD-Tipps der Autorin:

Buchhorn, Dr. Tomas und Winkler, Nina: Das große GU Laufbuch. Gräfe und Unzer, München. (Alles rund um die effektive Cardio-Sportart, die man überall und zu jeder Tageszeit machen kann.)

Cantieni, Benita: Tiger Feeling: Das sinnliche Beckenbodentraining für sie und ihn. Südwest-Verlag, München. (Ein umfassendes Werk der bekannten Expertin für Frauen und Männer gleichermaßen!)

Fellner, Johanna: Der Bauch muss weg! Buch mit DVD. Südwest-Verlag, München. (Rundum-Werk zum Thema Bauchtraining, inklusive Ernährungsteil und Übungs-DVD.)

Fellner, Johanna: Beach Body Workout. DVD, 60 Minuten. Unit Media, Heidelberg. (Tolle Moves für den ganzen Körper, sehr ansprechend gefilmt.)

Roberts, Matt: Bauch und Po. Dorling Kindersley Verlag, Starnberg. (Einfache Übungen für Einsteiger, gut beschrieben.)

Tschirner, Thorsten: Fitness to go: Bauch, Beine, Po. Südwest-Verlag, München. (Praktischer Übungsfächer, der in jeder Handtasche Platz findet.)

Verstegen, Mark und Williams, Pete: Das Core-Programm. Südwest Verlag, München. (Rundum-Programm zum Thema, das Ernährung, Alltag, Sport und Erholung einschließt.)

Winkler, Nina: Bauch, Beine, Po intensiv mit Core-Training. DVD, 60 Minuten. Unit Media, Heidelberg. (Leicht nachvollziehbare Übungen, die man auch als Kurzprogramme absolvieren kann.)

Winkler, Nina: Core-Training für Bauch, Beine und Po. Buch mit DVD. Gräfe und Unzer, München. (Intensive Übungen, die vor allem die inneren Muskelschichten ansprechen.)

Winkler, Nina: Bauch, Beine, Po intensiv. Gräfe und Unzer, München. (Hier finden Sie Übungen für die Problemzonen, die auf drei Levels aufgebaut sind.)

Nützliche Kontakte und Links zu Experten und Infoseiten:

Autorin:

www.ninawinkler.de
Homepage der Autorin. Hier können Sie Kontakt aufnehmen, Lob oder Kritik loswerden und auch Fragen stellen.

Dank der Autorin:

Die Autorin möchte sich bei den Herstellern Nike, Reebok, USA Pro, Deha und Flexi-Sports für die Ausstattung und Unterstützung bedanken. Ein ganz herzliches Dankeschön auch an meine Expertinnen, die sich freundlicherweise die Zeit genommen haben, mir Interviews zu geben – und die mich zum Thema jahrelang und maßgeblich inspiriert haben.

Rund um den Beckenboden:

www.beckenboden-forum.org
Infos und Tipps zum Thema Beckenboden und Schwangerschaft.
www.beckenboden.com
Infoseite mit Hinweisen zu Trainingsseminaren in Deutschland und der Schweiz.
www.cantienica.com
Homepage der Expertin Benita Cantieni aus

Zürich mit Seminarterminen, Tipps und Infos. Hier können Sie sich auch zur Trainerin
ausbilden lassen.

www.urol.de
Infos rund ums Thema Blasen- und Becken-
bodenprobleme sowie Trainingstipps.

Fitness und Bewegung:

www.bodyartschool.com
Bewegungs- und Ausbildungskonzept, das
sehr zu empfehlen ist.

www.johannafellner.de
Johanna Fellner (München) bietet
Personal-Training, Coaching und Ausbildun-
gen im Fitness- und Bewegungsbereich.

www.flexi-sports.de
Internet-Seite des Herstellers vom Gerät
Flexi-Bar, der nachweislich den Beckenbo-
den trainiert.

www.move-attack.de
Workshops und Ausbildungen rund um das
Thema Fitnesstraining.

Esther Napierski (keine Homepage)
Ausbilderin und Personal Trainerin aus
München, spezialisiert auf sportliche
Betreuung vor, während und nach der
Schwangerschaft und funktionellem Trai-
ning für Freizeit- und Leistungssportler.
Kontakt: 0170/58 14 822

Informationen rund um die Gesundheit:

www.marion-jetter.de
Homepage der Ernährungsexpertin Marion
Jetter. Hier können Sie ein Beratungsge-
spräch vereinbaren oder Fragen stellen.

Adressen, die weiterhelfen:

Deutschland

Deutsche Gesellschaft für Ernährung e.V.
Godesberger Allee
53175 Bonn
www.dge.de

Deutscher Sportbund
Otto-Fleck-Schneise 12
60528 Frankfurt am Main
www.dsb.de

Österreich

Österreichischer Fachverband für Turnen
Schwarzenbergplatz 10
1040 Wien
www.austriangymfed.at

Österreichische Gesellschaft
für Ernährung
Zaunergasse 1–3
1030 Wien
www.oege.at

Schweiz

Schweizerischer Turnverband
Bahnhofstraße 38
5001 Aargau
www.stv-fsg.ch

Schweizerische Vereinigung für Ernährung
Effingerstraße 2
3001 Bern
www.ernaehrung.org

Register

Hinweis

Die Ratschläge in diesem Buch sind von Autorin und Verlag sorgfältig erwogen und geprüft, dennoch kann eine Garantie nicht übernommen werden. Eine Haftung der Autorin bzw. des Verlags und seiner Beauftragten für Personen-, Sach- und Vermögensschäden ist ausgeschlossen.

Impressum

© 2008 by Südwest Verlag, einem Unternehmen der Verlagsgruppe Random House GmbH, 81673 München

Die Verwertung der Texte und Bilder, auch auszugsweise, ist ohne Zustimmung des Verlags urheberrechtswidrig und strafbar. Dies gilt auch für Vervielfältigungen, Übersetzungen, Mikroverfilmung und für die Verarbeitung mit elektronischen Systemen.

Redaktionsleitung
Silke Kirsch

Projektleitung
Esther Szolnoki

Bildredaktion
Tanja Nerger

Alle Bilder stammen von Forster & Martin Fotografie, mit Ausnahme von: Büro für Bilder, Menden: 10 (Sonja Heller); Flexi-Sports GmbH, München: 33; lizenzfrei: 9 (Imagesource), 19 (Getty Images/Digital Vision); Schweizerische Gesellschaft für Ernährung (SGE: www.sge-ssn.ch), Bern/Schweiz: 27 u. (Pyramide: Truc Gestaltungskonzepte/Lebensmittel-icons: Atelier Beat Leuenberger); Südwest Verlag, München: 12 (Emely), 21 (Kristiane Vey); Wunderlin Sabine, Zürich: 17

Fotografen der Fotoproduktion
Forster & Martin Fotografie (Renate Forster und Lisa Martin/Studio Lounge), München.

Leitung der Fotoproduktion
Tanja Nerger

Styling
Anna Brandelik, München

Haare/Make-up
Heike Leska, Berlin

Model
Nina Winkler

Wir danken für die freundliche Unterstützung: American Apparel, Düsseldorf: www.americanapparel.net; DEHA: über Ulrike Luckmann PR www.luckmannpr.de; Green Fitness GmbH, Limburg an der Lahn: www.reebokfitness.de; Nike Deutschland GmbH, Frankfurt: www.nike.com, über Claudia Gieß www.silk-relations.com; Patagonia Europe, Annecy-le-Vieux/Frankreich: www.patagonia.com; Reebok Deutschland GmbH, Herzogenaurach: www.reebok.com, über Hansmann PR; Schweizerische Gesellschaft für Ernährung: www.sge-ssn.ch (Lebensmittelpyramide auf S.27 u.); Sport Scheck, München: www.sportscheck.com; Yogistar Vertriebs GmbH, Wiggensbach: www.yogistar.com

Umschlaggestaltung und -konzeption
R.M.E. Eschlbeck/Kreuzer/Botzenhardt unter Verwendung eines Fotos von Forster & Martin Fotografie

Layoutkonzeption
Eva-Maria Salzgeber, Neubeuern

Lektorat & Satz
Lektorat: Ina Raki
Satz: schroeder & partner, München

Litho
Artilitho, Lavis (Trento)

Druck und Verarbeitung
Polygraf Print, Presov

Printed in Slovakia

Das für den Inhalt eingesetzte Papier Arctic silk+ 150 g/m², geliefert durch Berberich, wurde in dem FSC-(CoC) zertifizierten Werk Arctic Paper Hafreström produziert.

ISBN 978-3-517-08441-1

817 2635 4453 6271